U0271338

健身气功通用教材

健身气功导论

国家体育总局健身气功管理中心　编

人民体育出版社

图书在版编目（CIP）数据

健身气功导论 / 国家体育总局健身气功管理中心编.
－北京：人民体育出版社，2018
健身气功通用教材
ISBN 978-7-5009-5339-5

Ⅰ．①健…　Ⅱ．①国…　Ⅲ．①气功–健身运动–教材
Ⅳ．①R214

中国版本图书馆 CIP 数据核字（2018）第 041906 号

*

人民体育出版社出版发行
三河兴达印务有限公司印刷
新 华 书 店 经 销
*
787×960　16 开本　7.5 印张　73 千字
2018 年 10 月第 1 版　　2018 年 10 月第 1 次印刷
印数：1—5,000 册
*
ISBN 978-7-5009-5339-5
定价：28.00 元

社址：北京市东城区体育馆路 8 号（天坛公园东门）
电话：67151482（发行部）　　邮编：100061
传真：67151483　　　　　　　邮购：67118491
网址：www.sportspublish.cn
（购买本社图书，如遇有缺损页可与邮购部联系）

编　委　会

总　序

　　气功作为中华民族的文化瑰宝，是一门研究自我身心和谐的学问。据现有资料考证，气功至少已有五千多年的历史。其源起与人类的形成同步，盛行于新石器时代。在春秋战国时代，与百家诸子的学说相结合，形成了完整的理论体系。秦汉以降，流行于社会多阶层。汉季，佛教东渐、道教兴起，气功实践与宗教修行相结合，之后在魏晋、隋唐以至明清，又经历数次繁荣昌盛的阶段。大量实践经验的积累，形成了健身气功独具特色的理论体系和丰富多彩的锻炼方法，数千年来为中华民族的繁衍生息作出了卓越的贡献。

　　进入21世纪，健身气功事业发生了翻天覆地的变化，开创了健身气功史上空前的良好局面。国家体育总局健身气功管理中心从挖掘整理优秀传统气功功法入手，并汲取当代最新的科学研究成果，先后编创推出了健身气功·易筋经、五禽戏、六字诀、八段锦和太极养生杖、导引养生功十二法、十二段锦、马王堆导引术、大舞等系列功法，积极引导群众开展健康文明的健身气功活动，满足广大群众日益增长的多元化健身需求。尤其是近年来，国家体育总局健身气功管理中心把健身气功与建设健康中国、体育强国和文化强国结合起来，注重与健康、文化等融合发展，加之《"健康中国2030"规划纲要》等系列国家政策的指引和新时代群众对美好生活愈加迫切地向往，学练健身气功的群众与日俱增，不仅形成了数以百万计的健身气功习练人群，精彩纷呈的健身气功活动在中国城乡开展得如火如荼，而且还传播到境外众多的国家和地区，成为世界各国民众了解中国文化和分享健康生活的重要途径。

随着学练健身气功的持续深入，广大群众对健身气功的悠久历史和文化内涵全面了解的渴望愈加强烈，对隐藏于古老典籍中的气功健身原理秘奥的兴趣愈加强烈，对千百年来健身气功增进身心健康的经验方法的学习热情愈加强烈，对运用现代科学探索健身气功的研究成果的关注愈加强烈。然而，之前编写出版的健身气功·易筋经、五禽戏、六字诀等系列功法丛书，限于种种原因，仅对编创推广的各种功法进行了简要介绍，未能就功法功理等深层次问题进行系统阐释。为满足广大健身气功习练者的迫切需要，我们经过长时间的论证和酝酿，自2014年起陆续启动了健身气功系列通用教材的编撰工作。因为，健身气功推广普及虽然千头万绪，但关键环节是功法教材。建设什么样的功法教材体系，核心教材传授什么内容、倡导什么样的价值取向和学术导向，关系到健身气功的育人与育才，关系到健身气功的发展与昌盛，关系到中华文化的传承与升华。遗憾的是，健身气功至今尚无一套全面而系统的通用教材。经过专家学者们的审慎研究，此次编撰的系列通用教材，主要包括《健身气功导论》《健身气功发展史》《健身气功·易筋经》《健身气功·五禽戏》《健身气功·六字诀》《健身气功·八段锦》《健身气功·太极养生杖》《健身气功·导引养生功十二法》《健身气功·十二段锦》《健身气功·马王堆导引术》《健身气功·大舞》等。

时代是思想之母，实践是理论之源。健身气功绵延数千年，有其独特的文化内涵；新时期编创推广的各种健身气功功法，也有十几年的实践积累。此次编撰系列通用教材，既要加强对健身气功传统文化的挖掘和阐发，也要加强对实践经验的总结和提炼，更要善于聆听时代的声音，使健身气功养生文化与当代文化相适应、与现代社会相协调，把跨越时空、超越国界、富有永恒魅力、具有当代价值的文化精神弘扬起来，进一步推动健身气功创造性转化、创新性发展，激活其生命力，为解决人类健康问题贡献健身气功智慧和方案。这次编撰工作是以科技攻关的方式展开的。《健身气功导论》委托中国科学院力学研究所陶祖莱研究员撰写，主要是从中国传统文化与现代科学相结合的视角，探讨并系统阐释气功健身的基本原理、练功要素和实践指要等内容，从总体上论述了健身气功的共同规律和内容，是贯穿健身气功各功法的生命线。《健身气功发展史》委托国家体育总局体育文化发展中心和天津体育学院联合编撰，是以中国历史发展脉络为主线，着重阐述健身气功的历史演变进程和规律，旨在正本清源，更好地认知、继承和发扬健身气功养生文化。《健身气功·易筋经》等系列功法教材，均是委托原功法编创课题组负责编撰。各功法教材依据经典，征诸实践，分别从史、理、法、效、学、练、教、问等角度讲述各功法的奥秘，既有继承，也有发扬，特别是使过去很多难以言表的、只有靠师徒传授和反复领悟的内容跃然纸上，让学者有迹可循、有法可依，对初学健身气功具有指导意义，亦能指明向更高境界进取的途径。

行百里者半九十。中国汗牛充栋的古代典籍著作，正史之中虽屡见健身气功的蛛丝马迹，但鲜有专文论述，野史、稗史虽记述广泛，然往往浅而不确；历代医家经典虽多有专题论述，却多重其法而简其理、略其论；各家宗教修持秘典，资料虽丰、记述亦详，因或隐语连篇，或语言晦涩，或借喻累牍等缘故，要想挖掘气功健身之奥义，困难亦是颇巨。21世纪现代科学发展可谓迅猛，但面对人体这个复杂的巨系统，至今尚无法用现代科学理论完全解释气功健身养生的机理。何况，古人之思想、生活之环境、知识之背景、认知之方法，与今人已有迥然之别。因此，要想编撰一套适应新时代发展要求、立足中国传统文化、体现国际学术前沿的健身气功通用教材，需要各项目组付出更为艰巨、更为艰苦的努力。"为学之实，固在践履"。各项目组承担任务后，坚持解放思想、实事求是、与时俱进、求真务实，坚持辩证唯物主义和历史唯物主义，紧密结合新的时代条件和实践要求，以全新的视野深化对健身气功规律的再认识，进行了大量的文献检索考证和广泛的调查研究，分别组织了不同类型的教材研讨会，进行了多次集中封闭撰稿和教学实验，反复斟酌、几易其稿、精雕细琢，努力锤炼精品。与此同时，我们还邀请多位学术造诣较高的权威专家组建评审组，在立项评审、中期检查和结项评审等关键环节上严格把关，在编撰过程中积极出谋划策、提供咨询和建议，从而确保高质量编撰教材。值得一提的是，陶祖莱研究员为整套教材的框架设计和内容编写提供了宝贵的智力奉献。在此，我们由衷地感谢各项目组、专家评审组付出的辛勤劳动！

这次编撰教材是健身气功深化改革的一项重要举措。为保证系列教材编撰质量，采取分批启动、分批推出的方式。在编撰过程中，我们做了以下几方面的努力。一是守中学为体，以西学为用，运用集体的智慧，增强教材的科学性、人文性、民族性、时代性、系统性和实用性。二是尊重功法原创，融入最新研究成果，在理论内涵的挖掘、技术操作的规范上下功夫，注重功法体系建设，倡导健康生活方式。三是教材各自独立成册，方便学者阅读操作，并充分考虑受众面，力求把难懂的古代语言和现代科学术语尽量用通俗易懂的言语表达出来，既方便普通群众学练健身气功使用，亦可供练功已有相当基础者提高运用。编撰教材的同仁们，有心为普及和发展健身气功事业尽绵薄之力，但这毕竟是项全新的工作，向无蓝本可循，其编撰难度之大是可以想象的，又限于我们的水平和能力，肯定会有许多不尽如人意之处，敬请各界专家、学者和读者们给予批评和指正，使之能更好地为指导民众科学练功、增进身心健康发挥作用。

目　录

健身气功导论

引 言

　　气功是以中国传统文化中关于人的生命的整体性认识为基础，通过"内省"（内向性运用意念）以提高身心整体功能状态的炼养实践经验和方法学体系。史前传说和考古发现都表明，这类方法和实践"实际上是无限古老的"（《印度哲学史》，恰托巴迪亚耶）。

　　人类学的研究告诉我们，人类起源于距今约五百万年的南方古猿，其标志是工具的使用（旧石器时代）。但人类生存的环境是非常严酷的，群居（原始部落）是人类生存的必要条件。而群居的纽带则是对共同的祖先的崇拜——图腾崇拜，原始巫术则是图腾文化的内核。"许多巫术歌曲，像配合它的仪式一样，应该归入一种概念的范畴，它遍布全球，在所有国家的最不同的民族中以最惊人的相似再现出来"（《印度文学史》，温特尼茨）。显然，巫文化是人类文明的共同源头。

必须强调指出，原始巫术，纯净的感应巫术绝不是迷信、骗术的同义词。绝不可因后世巫婆、神汉假巫术谋财害命而否定原始的、纯净的感应巫术，及其在人类文明发源和发展中的历史作用。人类学的研究表明，"每当感应巫术以纯净的形式出现的时候，它设想自然界里每一件事总是接着另一件事。没有任何神灵或超自然力量干预"。"举行恰当的仪式，伴随适当的咒语，愿望的结果必然随之而来"；但"必须严格地按照技艺的规则进行操作"，且施术者（巫）'身心洁净'是原始巫术有效与否的前提（《金枝》，J.G. 弗雷泽）。

这实际上意味着："自然具有内在的规律。模拟某一事情的过程，随之而发生的事件就是巫术行为的目的。没有任何神或超自然力量的位置。巫者的作用中只是按照严格的操作规则触发某一事件发生的序列。"（《野性的思维》，列维斯特劳斯）

新石器时代作物栽培、畜牧、编织和制陶术的发明，是当今世所公认的新石器时代之谜。"人们不应把这些巨大的进步归结于一系列偶然发现的偶然积累，或者认为它们是由于对某些自然现象的被动的偶然领悟所致"（《野性的思维》，列维斯特劳斯）。从本质上来说，"纯净的原始巫术是人的拟自然化，人的心身行为的拟自然化；而宗教神学则是自然的人格化"（《金枝》，J.G. 弗雷泽）。综言之，原始的纯净的感应巫术和作为巫者洁净身心的炼养实践，隐含着对自然万物本原和人的生命以及人与自然关系的整体性认识。

应该指出，对原始巫者的要求是很高的。《国语·楚语》里说得非常清楚："古者，民神不杂。民之精爽不携贰者，而又能齐肃衷正。其智能上下比义，其圣能光远宣朗，其明能光照之，其聪能听彻之，如是，则神明降之，在男曰觋，在女曰巫。"要达到并保持这样高的水平，必然是先天秉赋和以洁净心身为目标的持恒的修炼实践相结合的结果。这种修炼实践经验的积累和方法学体系的形成，就是中华古气功的缘起。谚曰："他山之石，可以攻玉。"印度的瑜伽（yoga）是一种与中国传统气功类似的以洁净心身为目的的修炼实践和方法学体系。其内涵是用你的精神"控制心意"（《广林奥义》），"统一感官"（《石氏奥义》）。印度河流域莫亨约·达罗和哈喇帕古城出土的文物（印章石刻等，公元前2750—1500年）证明，早在公元前3000年左右，雅里安人入侵前，瑜伽就盛行于印度河流域，那是当地先民达罗毗荼人的原创。公元前11世纪入侵并征服印度河流域当地先民的雅里安人，全盘接收了被征服者的这一丰厚的文化遗产，并融入了他们的《吠陀（veda）》体系（原始巫文化的"活化石"），成为几千年来印度各哲学流派和宗教教派之间的"流动财产"。"除了少数，实际上我们所有最有才华的高级思想家都完全相信同一种瑜伽实践"。他们认为，"只有在瑜伽实践过程中获得的认知才是真实的""代表不同体系的哲学家都依赖瑜伽实践中获得的独特的体验来捍卫他们的哲学"，并"力图改造这份原始遗产，使之能以某种方式适合他们自己的哲学体系"（《印度哲学史》，德·恰托巴底亚耶）。

中国考古学家在青海乐都古墓发掘出土的陶罐（马厂文化，公元前3000—2000年），表面有一奇特的浮雕人像，状似吐气，但男身其上（面部线条阳刚）而女身其下。看来，今天称之为气功的那种修炼实践，5000年前就流行于炎黄时代的华夏大地。

然而，不同于印度的瑜伽，始于上古的以洁净心身为目的的修炼实践和方法体系，在中国传统文化里并没有一个数千年一贯的统一名称（术语）。在先秦百家诸子的典籍中，道家称"修道"而"得道"；《管子》有《心术》《内业》《白心》之说；儒家则有格物、致知、修身、齐家、治国、平天下的"大学之道"，而修身是齐家、治国、平天下之本；墨家源出"清庙之守"（即史、卜、宗、祝之祝，其职能是为人消灾祈福、治病、趋吉避凶）"尊天""明鬼"行巫祝之术，以驱病祛邪，消灾祈福，而"祝"之理在于"移精变气"（《黄帝内经·素问》）；法家原出于道家，融合儒家荀子一脉，其心身炼养重"治气养心"，崇"啬神积精"，以"深其根，固其柢"；医家源出于巫，故医之古体为毉，后宗于道家，由毉而醫。以"重生""惠民"为宗旨，以"治未病"为最高理念（"上工治未病"《黄帝内经·灵枢》），且以导引、行气、乔摩、灸、熨、刺、砭、饮药、祝由等为中国传统医学的方法学体系。养生家"重生""贵己"，"导引之士，养形之人"，主张"适欲"而颐养天年，"为寿而已矣"；神仙家以长生不老为目标，有气法（行气、食气）与丹道之别。两汉之际，佛教东渐，经魏晋南北朝，融合道、儒形成中土佛学。"以戒资定，由定生慧，定慧相生"，以达"正觉"而"证果"。道教以人为本，强调"人生是乐""人命至贵"，以长生不老为目标，追求生命的自由，发出了"我命在我不在天"的呐喊。在修炼方法方面，上承原始巫术和神仙家，而以道家学说为理论依托。是一个以人生命的彼岸为目标的文化综合体。

宋、元、明、清，四代两度异族入主，以强身健体、保家卫国为主旨的技击之术职业化，武术气功异军突起。而作为术语，气功一词似因武术气功之兴起而明确于清末。《少林拳术秘诀·气功阐微》曰："气功之说有二，一养气，一练气。"至20世纪30年代，"气功疗法"作为中医的一种祛病健身方法开始流行，盛于50年代。20世纪70年代末，乘"科学的春天"之东风，以气功外气效应的实验研究结果为基石，"气功热"流行于全国各地，气功的管理成为社会安定所必需。健身气功亦应运而生。

　　必须强调指出，虽然"健身气功"一词是因社会气功管理之需要而由当时国家体委主任伍绍祖提出的，但实有其内在的必然——当今时代的需要。就历史渊源而言，健身气功主要源于医家和养生家的导引、行气和吹嘘呼吸等。

第一章
时代的需求

21世纪人类面临三大挑战，即人的健康（身心健康，个人，人人）、人类生存环境（人的类生存质量）、社会可持续发展（人类社会进步的必需）。这里，作为肉体和精神统一整体的人（"我"）的健康居于核心地位。

健康是人类永恒的追求，是除了温饱（个体生存必需）和繁衍后代（人的类生存的必需）以外的基本需求。随着物质文明的进步，人们对健康的追求越来越强烈。从人类形成之日起，除了灾害、杀戮、创伤外，疾病是人类健康的主要威胁，尤其是各种传染病（疫疬）。至20世纪50年代，由于物质文明的发达和科学技术的进步，自有人类以来，一直威胁人类生命和健康的各种传染病基本已处于人类的控制之下，人的平均寿命显著延长。人们往往把这成就归因于医学的进步，但这是一个严重的认识误区。研究表明："各种疾病（包括霍乱、伤寒、肺结核、麻疹、猩红热、百日咳、天花等）的死亡率早在它们的病原体被鉴定前就已经显著下降，其中90%以上应归因于生活条件改善，只有8%左右归因于疫苗。"（《医学的含意》，T. McKeown，1982）世纪之交，时任美国疾控中心（CDC）主任的D. Jackson更明确地指出："整个20世纪人类赢得了40年的寿命，现代医学的贡献不过是其中的7年。"J. Blech则认为，"说到底，现代医学并不像一般人所想得那么具有影响力。对于国民健康水平的影响仅为10%（《无效的医疗》，J. Blech，2005）"。

随着老的传染病基本上被人类控制，20世纪50年代以后，人类健康和生命的主要威胁来自诸如心脑血管病、癌症、糖尿病等非传染性慢病（NCD）。以征服NCD为目标的第二次卫生革命，虽然大大推动了现代生命科学从宏观→微观发展的进程（分子生物学→结构生物学→基因组学→蛋白质组学、代谢组学……），但是NCD却征而不服，对人的生命的威胁持续上升。据世界卫生组织（WHO）统计，2000年全球由NCD致死人数占全部疾病致死人数的60%，疾病负担占43%；预计到2020年，这两个数字将分别上升到73%和60%（WHO，2002）。实际上2012年NCD致死人数已高达疾病致死的67.8%（WHO，2014）。第二次卫生革命流产，引起了全世界学术界的深刻反思。鉴于此，美国对疾病致死前十位的病种的致病因素作了大样本流行病学调查（1岁以上的人群），表1给出了疾病致死居前三位（美国，1977）疾病的致病因素的调查结果。

表1

	生活方式和行为	环境	生物学因素	医疗服务
心脏病	54%	9%	25%	12%
癌症	37%	24%	29%	10%
脑血管病	50%	22%	21%	7%

显然，对于非传染性慢病（NCD）来说，生活方式和行为是首要的致病因素，而包括遗传在内的全部生物学因素仅居次要位置。现代医学本质上是生物医学，这意味着为防治非传染性慢病必须从根本上改变现行的医学模式。然而，生命科学不能为此提供必要的理论基础。鉴于现实的迫切需求，补充与替代医学（Complete and Alternative Medicine，CAM）于20世纪70年代后期在北美和欧洲兴起。按美国NIH的界定，现代医学科学（西方常规医学）以外的所有保健和防治疾病的知识、经验、方法和技艺均属于补充与替代医学。安全、有效，是判定其价值（含合法性）的唯一标准，不究其科学原理和作用机制。40余年来欧美等发达国家的实践表明，CAM卓有成效，因而发展迅猛。据美国NIH的统计（2005）："三分之一以上的美国成人寻求CAM服务""CAM的门诊量已超过西方常规医学的初级门诊量"（NCCAMNIH）。因此，2006年12月，美国FDA发布了《补充与替代医学产品管理指南（草案）》。补充与替代医学在西方的迅速崛起，凸显了这样一个事实：人的健康问题的解决，需人类的全部经验、知识和智慧，它远远地超越了现代生命科学、现代医学的范畴。在这里，中国传统文化、中国传统医学和养生文化将发挥远远大于目前人们所能想象的作用。

美国NIH补充与替代医学管理中心认为，中国传统医学（Traditional Chinese Medicine）是整体医学（Whole Medicine Systems）的代表，其基本理念是：无论健康、未病、有恙、欲病，还是患病、康复或死亡，都是人的生命进程中内、外环境作用下身心整体状态的动态变化过程。医者的作用（职责）在于根据患者的状态和状态变化趋势，进行适宜的干预，祛邪固本，提升患者的功能状态，从而达到祛病健身、促进健康的目的。而"治未病"则是中国传统医学的核心理念。其内涵为"治其未生，治其未成，治其未发，治其未传，瘥后防复"。有意思的是，被西方医学界奉为医圣的希波克拉蒂也认为："是自然在治病，医生不过是自然的助手。"不难看出，在医学的源头，东西方文化似有共通的起点。但现行西方常规医学（医学科学）则与之相反，其根本理念是将疾病视为敌体，以征服和消除它们为目的，因而，它本质上是对抗医学（Allophathic Medicine）。它在以"征服""控制"数千年来危害人类生命和健康的老的传染病为目的的第一次卫生革命的（被夸大了的）成功，形成了一种思维的定势（固化的思路）：科技进步→找到病原/发病机制→针对性的药物/技术→征服疾病→康复。然而，近半个多世纪以征服NCD为目标的第二次卫生革命结果，不仅NCD征而不服，而且因对抗导致的药源性疾病（毒副作用）和医源性疾病剧增。"美国的研究表明：85%的药品是无效的，三分之一的病人死于药物不良反应"（中国数字医疗网，2014.11.27）。"以癌症为例，应用基因工程技术，20年来开发的药品只有不到1/5被证明可能延长生命，而这种延长通常不用年来计算，是用周和月来衡量"。而且，"服用任何一种高科技药物的病人都不得不平均多花费25万美元，并遭受严重的毒副作用，而换来的只是平均数月的生命"。（《百年谎言》，R. Fitzgerad，2006）

不仅如此，以征服NCD为目标的对高科技的无限追求，导致医疗费用恶性膨胀，引发了全球性的医病危机。世卫组织（WTO，1996）强调指出："目前医学的发展是在全世界制造供不起的、不公正的医学""许多国家已经走到了可供性的边缘"。而导致这场迫在眉睫的危机的根源是医学目的（GOM）的失落。错误的医学目的，必然会导致医学知识和技术的误用；"考虑到提供医疗服务可以获得巨额利润时尤其如此"。其具体表现就是过度医疗。J. Blech（《无效的医疗》，2005）指出："诊断才是最常见的病症。"

不仅如此，过度医疗是"医疗服务能够提供丰厚利润"的必然结果。统计表明，在美国，30%~40%的手术不需要做；在德国，15%~50%的手术是不必要的。另一方面，统计表明：一个医院里"心脏外科医生若增加1倍，心脏旁路手术的次数就会增加9倍"（《无效的医疗》，J. Blech，2005）。

鉴于此，WTO组织了关于医学目的（GOM）的国际研究小组，并于1996年11月发表了总结报告："医学的目的应该有四个，它们代表着医学的核心价值：（1）预防疾病和损伤，促进和维持健康；（2）解除由病灾引起的肉体和精神上的痛苦；（3）照料和治愈病人；照料和帮助那些患有不能治愈的疾病的人；（4）避免早死，寻求安详的死亡。"

这里，根本性的挑战在于：怎样预防非传染性慢病（NCD）？半个多世纪的研究表明："非传染性慢病是身心整体失调的局部体现。"显然，NCD的发生是身心整体状态退变过程中由量变→质变、渐变→突变的过程；预防NCD与早期诊断（那是突变后的事）

是完全不同的概念。

1987年8月，当时法国总统密特朗以21世纪的挑战和机遇为主题，邀请75位诺贝尔奖获得者汇聚巴黎，进行了广泛、深入的探讨，会后发布的《巴黎宣言》表达了他们的共识。关于人的健康，与会者认为："医学不仅是关于疾病的科学，更应该是关于健康的科学。"因此，"21世纪的医学不应该以疾病为主要研究领域，而应该以人的健康为医学的主要发展方向。"（《世纪的挑战》，WHO，1996）。至于怎样预防非传染性慢病，《巴黎宣言》强调指出："好的医生应该是使人不生病的医生，而不是能够治好病的医生。"显然，这是三千多年前中国的传统医学核心的理念"上工治未病"穿越时空的全球普及版，它为预防非传染性慢病提供了新概念，开辟了新思路。

"上工治未病"（《黄帝内经·灵枢》）的内涵为"治其未生，治其未成，治其未发，治其未传，瘥后防复"。这里"治"的不是病，而是人的功能状态；而"治"的方法学原则不是对抗，而是抉缪缮缺，治理/理治人身心整体的功能状态，祛病是整体功能状态改善、提升的自然结果。不难看出，"治未病"的医学涵盖了医学的全部核心价值，它就是"关于健康的科学"。而且，只有"治未病"的医学，才是供得起的，因而可持续的医学，才有可能是公平的和公正的医学，才是解决全球医疗危机的唯一出路。

20世纪90年代 WHO主持的全球调查结果统计表明，影响人的健康和寿命的因素中，遗传占15%，环境占17%，医疗服务仅占

8%，而生活方式和行为占60%，居于主导地位（图1）。显然，"我"（社会的人）是"治未病"的主体，"我"的观念、"我"的心态、"我"的情绪、"我"的行为和生活方式……主导了"我"的健康。故中国传统养生文化的核心理念："我命在我不在天。"不仅有其理论和实践依据，而且也突出了健康的主体是"我"（个体化的人）。因而关于健康的科学，必然要求人文与科学（含技术）的融合。同时，它也明确告诉我们，健康，是目标状态，而实现这一目标的途径则是养生。"治未病"和"养生"是达于身心健康的一体两面。庄子有言曰："吹呴呼吸，吐故纳新，熊经鸟伸，为寿而已矣。此导引之士，养形之人，彭祖寿考者之所好也。"（《庄子·刻意》）而中国传统医学辨证（病理生理状态）施治的方法和技艺，也是养生者自身的炼养方法和实践。

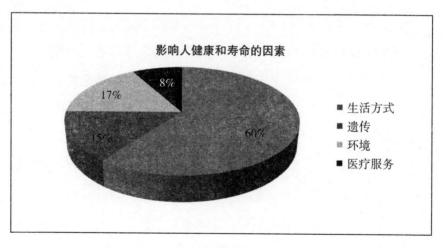

图1

历史地看，在五千年的中华文明史中，气功虽然不是一个数千年一贯的术语，但无论是道家的修道（有"纯素之道"和养形之法之别），儒家的修身（齐家、治国、平天下之本），佛家的禅修（"以戒资定，由定生慧，定慧相生"），道教的宗教修炼（以长生不老为目标），还是医学、养生家的惠民/养形之术，都有一个共通的内核，那就是通过意念"内省"使自我的形、气、神整合协同，使人的身心与社会以及自然环境和谐统一，从而提升身心整体功能状态，完善自身的生命运动。这样的炼养实践和方法学体系，就是中国的传统气功。

21世纪，人类进入了后工业化社会（就主体而言），人类文明也进入了人本时代。对健康的追求是每个人的权益。经数千年亿万人实践证明，对健全自我身心整体卓有成效的传统气功必然会焕发时代的光辉。传承和弘扬中华气功文化，是时代的需要，也是历史的必然。

但另一面，古老的气功也必须改变自身以适应时代的需要。首先，当代气功以人（"我"）的身心健康为目的，故以"养形益寿""治未病"为目标的导引、行气、吹嘘呼吸等将优先发掘、整理，且人文与科学相融合，以阐明、验证其改善身心状态的原理。这就是今天我们倡导的健身气功。换言之，健身气功就是当今时代需求主导下对传统气功文化的继承和发扬。其次，人人都有追求健康的权利，故健身气功必须在安全（不出偏）、有效的前提下，易学易行，便于坚持。第三，人皆爱美，在生活资料大大丰富的今天，健身气功不仅能健美形体，而且能陶冶心性，身心兼美。这正是国家体育总局健身气功管理中心组织多学科专家，从当代社会的需求出发，继承中国传统健康文化，取精用弘，编创健身气功，并推广于社会的本旨。

健身气功导论

第二章

气功健身的基本原理

如上所述，健身气功是顺应当今时代需求、适合于大众习练的气功。对于每个真正追求健康的人来说，健身气功是通过"内省"，使人（"我"）的身心和谐整合并与环境（社会与自然）协同运行，从而优化身心整体功能状态，完善自身生命运动的炼养实践和方法学体系。而对21世纪医学的变革而言，气功是"治未病"，调理、提升功能状态、祛病延年的卓有成效的方法和技艺。

为阐明气功健身的基本原理，先从对生命和健康两个基本概念的理解说起。

第一节 生命·健康·"治未病"

一、熵·有序·生命

虽然生物学历史悠久，但对生命运动的认识很长时间停留在生命运动特征的唯象描述水平上，如新陈代谢、自我复制、自我调节、自适应等。直到1944年，薛定谔（物理学诺贝尔奖获得者）在伦敦三一学院作了《生命是什么》（《What's Life》，1944）的著名演讲。他从物理学的普遍性原理热力第二定律出发，揭示了生命运动的本质。

在热力学里有两个基本概念涉及系统内部组的随机（无序）程度。一个是温度（绝对温度T），另一个是熵（S）。

绝对温度（T）表示系统内内部分子无序运动的强度。$T=0K$（相当于$-273.20℃$）称为绝对零度。此时，系统内分子无序运动的强度为零。

熵（S）表征系统内部无序的程度。对于气体分子系统，在一定的温度、压力和密度下，热力学熵由玻尔兹曼公式给出：

$$S=k\ln W \qquad (2-1)$$

其中，k为Beltzmann常数，在一定的压力、密度和温度下W是体系内气体分子可能具有的能量状态数，当W增加时，S增大，表明系统无序程度加大。

按照热力学第二定律，一个孤立系统，熵是不可能变小的，如果系统熵的变化用dS表示，则

$$dS \geqslant 0 \qquad (2-2)$$

也就是说，任一孤立系统的自发倾向是其内部越来越无序。

而达尔文进化论告诉我们，地球上的生命进化的序列是由低级到高级，其结构功能越来越复杂，也越来越有序，这正好和热力学第二定律相反。这是为什么？这又说明了什么？这些问题都涉及一个基本问题，即生命是什么？20世纪初叶，生机论一度盛行，即认为生命体和无生命物质不同，它们内部有"生机"。"生机"是什么？又将生

命引入了神秘的境地。对此，物理学家薛定谔（诺贝尔奖获得者）在伦敦三一学院作了题为《生命是什么？》的著名演讲，他把生命过程与热力学第二定律联系起来，把过程与热力学第二定律联系起来，并提出了负熵的概念。

$$-S=k\ln\left(l/W\right) \qquad\qquad (2\text{-}3)$$

W越小时（表示系统的混乱程度越低），$|-S|$增大，把$-S$称作负熵，因此负熵是系统有序程度的量度。

薛定谔指出，生物体在其生命过程中内部熵是不断增加的（即越来越无序）。但生命体是一个开放系统，如图2所示，它和环境之间不断地进行物质交换（呼吸、摄取食物、排泄等），在此过程中，不断地吃进"负熵"，以对抗内部的熵增，使生命系统保持一定的有序程度。他还指出，从能量角度来看，人吃进的食物和排出的排泄物相比，差异并不大。而且煤炭的热值也绝不比大米、面粉低；但食物（大米、面粉、脂肪、蛋白质等）分子结构的有序程度（负熵含量）要比排泄物、煤炭等高得多。因而，他认为从物理本质上来讲，生物体固然必须从环境摄取能量以满足其生命活动对能量的需要，但更为本质的是从环境摄取"负熵"（秩序），以对抗生物体内的熵增（无序化倾向），从而保持生物系统状态的有序（维持其稳态）。因此，薛定谔认为"生命在于有序"，在于它不断吃进负熵，以对抗其内部的自发的无序化倾向，而维持其生命。

薛定谔的工作揭示了生命运动的本质（物理本质）是富有启迪性

的。1953年沃森和克里克发现了DNA（脱氧核糖酸）的双螺旋结构，遗传密码在于A、G、C、T四个碱基的配对有序排列之中，而后分子生

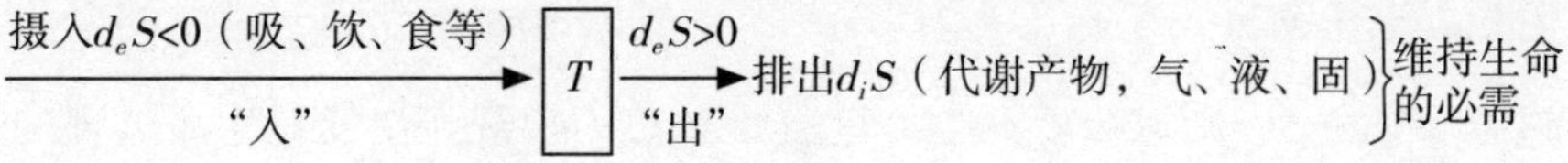

摄入$d_eS<0$（吸、饮、食等） $\quad d_eS>0$ 排出d_iS（代谢产物，气、液、固）$\Big\}$维持生命
$\xrightarrow{\quad\quad\quad\quad\quad\quad\quad}$ $\boxed{T}$ $\longrightarrow$ 的必需
"入" "出"

图2

物学以及近年来结构生物学的发现都证明，生命的根本的特征在于它的固有的有序性。

根据薛定谔的思想，从热力学来看对生命可以这样理解，生物系统熵的变化（dS）来自两部分：系统内部产生的熵d_iS和系统—环境之间的熵交换 d_eS，故

$$dS = d_iS + d_eS \qquad （2-4）$$

热力学第二定律告诉我们，如果系统是孤立的（即$d_eS=0$），那么$dS \geq 0$。故对于非平衡系统来说（过程不可逆），恒有：

$$d_iS > 0 \qquad （2-5）$$

即孤立系统的自发倾向总是使其熵增大，趋于最可几状态（即概率最大的状态）——S_{max}。故生物体维持其生命（保持其有序性，以对抗自身的自发的无序化的倾向）的必要条件是：

$$d_eS < 0 \qquad （2-6）$$

若 $d_eS < 0$，且 $|d_eS| > |d_iS|$，则 $dS<0$，系统有序化程度提高，这相当于生物的发生、发育和成长的阶段；若 $d_eS < 0$，而 $|d_eS| = |d_iS|$，则 $dS=0$，系统有序程度不随时间变化，这相当于生物的成熟阶段；若 $d_eS < 0$，但 $|d_eS| < |d_iS|$，则 $dS>0$，这相当于生物的老化过程，而 $S=S_{max}$ 则意味着死亡。这就是从热力学观点出发对生命过程的理解，也揭示了生命运动的物理本质。

热力学第一定律（能量守恒定律）与热力学第二定律相结合导出了自由能（F）的概念

$$F=U-TS \qquad (2-7)$$

这里，U 为系统内能，T 为绝对温度，系统内部无序运动强度的表征，故 TS 为系统内部无序的能量。对于生命体，自由能 F 意味着生命力，即身心整体系统的自组织能力。

人体是恒温的，故

$$dF=dU-TdS= dU-T（d_iS +d_eS） \qquad (2-8)$$

若 $dU>0$，$|d_eS|<0$ 且 $|d_eS| > d_iS$，d_iS 下降，则 dF 上升；因而人体自组织能力大大增加，这必然会导致身心整体稳态的提升且稳态抗逆性（抗干扰能力）将显著增强，从而促进健康。对于患病之人而言，则意味着身心整体功能状态的提升，病理进程缓解乃至逆转→生理重建→稳态重建→带病延年和／或恢复正常稳态（康复）。

古人云："民以食为天。"故对于人来说，内能的增加主要来自

食饮。西方饮食重视材质本身的能量（或能量密度），即 $dU>0$。而中国传统食饮文化除材质（$dU>0$）外，更重视味道，即调和五味（甘、辛、酸、苦、咸），以提高食物的有序程度，增加自由能，即不仅 $dU>0$，而且 $Td_eS<0$，$|d_eS|$ 上升，同时降低消化吸收过程中的 d_iS，使 Td_iS 降低，从而使获取的自由能（有序能量）显著提高，乃至最大化，即 dF_{max}。

二、健康：系统工程的理解

控制论、信息论、系统论是现代科学中三个紧密相关的领域。信息论源于广义通讯理论的研究，创始人为C.E. 香农等。控制论的创始人N·维纳，源于神经生理的研究。系统的概念早已有之，并应用于工程军事等领域，贝塔朗菲将此一般化，提出了系统论。三者的共同特点是在方法论上不同以传统的分析科学，以整体观为基础，即认为局部决定于整体。因而在研究系统的整体功能、行为时，可以按所要求的功能目标建立模型，而不必考虑系统实际构造的细节。

贝塔朗菲提出了系统论的概念，将系统的共性归纳为整体性、关联性、动态性、有序性和预决性。整体性表现为系统具有其组成部分所没有的整体功能。有着相同组成部分的整体可能具有不同的功能，因为各组成部分之间的联系可以不同。系统正是通过这种联系，即通过物质、能量和信息的传递来实现对其各部分的组织和实现它的功能。关联性表现为相同的空间上的结构层次。动态性表现为系统状态和结构在时间上的演化趋向。这种时空结构的有序性导致相关功能的有序性，保证相同运行的稳定性。预决性表现为在一定条件下系统从无序到有序或从有序到无序的演化规律。

信息是符号、信号或消息所包含的内容，用来消除对客观事物认识的不确定性。人类自诞生以来就利用消息。消息、信息的概念是人类社会实践的深刻概括，并随着科学技术的发展而不断发展。近半个世纪来，许多科学家和哲学家都在探讨信息的本质和定义。1948年信息论的创始人C.E.香农在研究广义通讯系统理论时，把信息定义为信源的不定度的减少。这就是说，对接受信息的系统而言，未收到消息前不知道信源产生信息的系统发出什么信息，这里消息是信息的载体。这个定义是建立在信源产生的消息具有随机性（概率性）的假定上，称为概率信息，属于统计系统的范畴。由于它不涉及语义和语用，所以是一种语法信息，又称客观信息。控制论的创始人N·维纳认为，信息是人们在适应客观世界，并使这种适应被客观世界感受的过程中与外部世界进行交换的内容的名称。

信息的概念已成为现代社会最重要的概念之一。信息一般具有下列特征：（1）信息来源于物质，但不是物质本身。（2）信息与能量有密切关系，但不等于能量。（3）信息必须有载体，在信息传输的过程中，载体可以不断变更而信息保持原来的内容。（4）信息具有知识的秉性，能给观察者提供关于事物运动状态的认知。（5）信息具有弥漫性，可以在时间上无限延续，可以在空间上无限扩散。（6）信息可被人类、生物、社会、机器所利用。（7）信息可被感知、检测、识别、存储、传递、交换、处理、显示、记录和复制。（8）信息是一种不可缺少的资源，可以采集、生成、压缩、更新和共享。

控制论是研究生命体、机器和组织的内部或彼此之间的控制和通信的科学。控制论的建立是20世纪最伟大的科学成就之一。现代社会的许多新概念和新技术往往与控制论有着密切的联系。其创立者N·维纳于1948年为控制论所下定义是："研究动物和机器中控制和通信的科学。"

控制论的核心内容是信息的流通和控制（实现预定功能目标），包括信息提取、信息流动、信息处理、信息存储、信息利用和控制。控制论与信息论的主要区别是：控制论是在用较抽象的方式来研究一切控制系统（包括生命系统、工程系统、经济系统和社会系统等）的信息传输和信息处理的特点和规律，研究用不同的控制方式达到不同的控制目的，不考虑具体信号的传输和处理问题；信息论研究信息的测度，并在此基础上研究与实际系统中信息的有效传输和有效处理有关的问题（如编码、译码、滤波、信道容量和传输速率等）。

控制论是从信息和控制这两个方面来研究系统。控制系统的作用就是以某种智能方式从外界提取必要的信息（称为输入），按一定的的法则进行处理，产生新的信息（称为输出）反作用于外界，以达到一定的目的。输入输出变量不仅可以表示行为，也可以表示信息。

系统的输入、输出变量确定以后，还要找出两种变量之间存在的定量规律（函数关系），也就是建立该系统的模型。根据系统的输入输出变量来建立系统模型的方法。黑箱方法的方法论基础是整体观，它只考虑整体行为的规律，至于系统的具体结构则无关宏旨。因此可用来研究法则的大系统和巨系统，其缺点是具有相当的任意性，根据功能目标建立模型是成败的关键。而且，所建模型总是和要研究的目标密切结合的，故必然有局限性，切忌任意推广。

从系统论的观点来看，生命体是一个开放的、复杂的、强非线性系统。维纳说："有机体，例如人，在一段时间内力图维持甚至提高自己的组织水平，成为熵不断增加、混乱不断增加、差别不断消失的这个总潮流中的一个特定的受控区域……我们的生命体对抗这个衰败和代谢的总潮流的过程就叫稳态（Homeostasis）。"

N·维纳认为，"人体是一个维持稳态的机构""这种稳态所维持的模式正是人作为人的试金石"。而"人的生命在于稳态的维持之中"。按控制论原理，这可用图3所示系统表述，图中T表示机体，R为调节机制，［E］为身心整体状态参数集合，D为系统内外环境干扰。

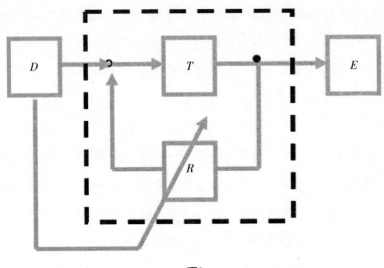

图3

$$D=D_e+D_i$$

其中，D_e 为"外感六淫"，含病原体/创伤等；D_i 为内伤七情。

系统在内外干扰的作用下，状态变量集合［E］稳定在一个正常范畴［E］$_N$ 内称为稳态（Homeostasis），它相应于状态空间（相空间）里一个稳定的区域。

众所周知，控制论着眼于系统的总体的动态，着眼于一切可能存在的可变的状态，并研究为什么实际出现的状态只是可能出现状态的一部分，从中找出变化的规律，而系统的物质实体是什么则无关宏旨。我们知道，任何一个系统的控制和调节，都离不开信息的接收、传递和加工处理。按照信息论，信息是消除不确定性的因素。对生命系统来说，信息就是生命体适应外部世界，并使这种适应作用于外部世界的过程中，同外部世界进行交换的内容。接收和加工信息的过程就是生物体适应外部环境，正在其中生活的过程。这个过程可以看作一个时间序列。由于生物体作为一个控制接收和加工的信息具有偶然性，故系统所有可能接收和加工的序列构成一个统计系统，其中每个时间序列都以一定的概率出现，设概率分布为 P_i，定义信息量 H 为

$$H=\sum P_i\log_2 P_i \qquad (2\text{--}9)$$

显然，信息量 H 是系统有序程度的度量，故信息量 H 即负熵。

信息论告诉我们，只有用（系统内部的）信息流才能对抗、抵消内外的干扰。对生命体来说，只有用调节机构的信息才能降低、消解内外干扰D引起的生命系统状态的变异而维持稳态。W.R.Ashby证明：

$$H(E) \leqslant H(R) - H(D) \qquad (2-10)$$

故健康，意味着身心整体在干扰作用下，内、外协同，使系统整体功能状态保持正常稳态$[E]_N$。显然，协同的条件是：

$$H(R) \geqslant H(D) \qquad (2-11)$$

半个多世纪生命科学的研究表明：非传染性慢病是人身心整体失调的局部体现。按"治未病"的理念，"治"之标的身心系统整体的功能状态$[E(t)]$；"治"之内涵以提高$H(R)$（身心整体调控能力）为主，同时降低$H(D)$（心理·生理·环境·社会四者相结合）使$H(R) \geqslant H(D)$，$[E(t)] \rightarrow [E]_N$，从而维持、提升稳态水平。

三、治未病/促进健康：系统工程的理解——非传染性慢病的防治

如前所述，诸如心、脑血管病、癌症等非传染性慢病是身心系统整体失调的局部体现，其发生、发展、发病有一个过程（时间历程）。按系统工程原理，此过程和表示如下（图4）：

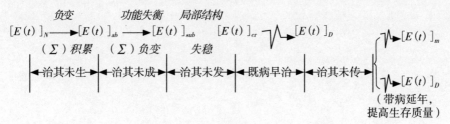

图4

由此不难看出：

1. 在现行主流医学体系中，NCD诊疗始于$[E(t)]_D$，即使早期诊断，亦始于整体状态负向突变之后，这种情况下预防NCD是不可能的。

2. "治未病"的医学：辨识状态，始于$[E(t)]_N$，故可未病先防（先期介入）；自$[E(t)]_N$至$[E(t)]_{cr}$是最佳治理时期，即"治其未生，治其未成，治其未发"，使身心系统整体状态提升而回归正常稳态$[E(t)]_N$，从而达预防疾病、促进健康之目的。

3. 既病早治，以利于治其未传，瘥后防复。调控疾病转归的方向和过程，乃至逆转状态的负变，达于某种相对稳定的亚稳态，以预防进一步恶化。（例如：乙肝、肝脂肪→肝硬化→肝癌等），从而实现维持健康、带病延年、提高生存质量之目的。

4. 濒危救治：挽救生命，或安详地死亡。

显然，"治未病"的医学涵概了现代医学的全部核心价值，并提出了预防非传染性慢病的新概念、新思路、新方法（方法学体系）。

而健身气功就是其中效果—成本比最佳的方法和技艺，即

$$\left[\frac{\Delta \text{效果（广义）}}{\Delta \text{成本（广义）}}\right]_{max} \qquad \Delta \text{表示增量}$$

这里关键是人（"我"）的自律性，能认真炼功，并持之以恒。

四、"治未病"——从生物学基本原理出发

上节从身心整体系统功能／结构状态和状态的动态变化过程出发，运用系统工程基本原理，阐述了"治未病"／促进健康的原理和方法学原则。其基础是生物学的基本原理。

适应性原理（Adaption Principle）是生物学的普适性原理。它告诉我们："通过进化生存于地球上的生物（物种），一定具有与其生存环境相适应的结构（含形态）和功能。"

据此可以推论：

1. 生物个体，乃至物种的基因组必定贮存着该生物（物种）与其生存环境相适应的全部可能性。

2. 基因的表达、调控是构成生物体的细胞的内、外（微）环境与核内基因组协同作用的动态选择，而非唯基因组决定。

细胞是生命的基本单元。组织、器官都是由不同的细胞按特定的

"生物学图式"（Biological Pattern）形成的。胞外基织网络和组织间质液等形成了细胞生存的微环境（化学微环境、力学微环境等）。细胞生命活动的稳态维系于细胞微环境的稳态，而后者不仅取决于血液微循环、淋巴液流动，而且与胞外基质网络、组织间质网络和组织间质液和气相代谢产物等构成的三相微孔介质内的物质输运有关，而细胞代谢产物的及时排除起着关键作用。其规律乃当前纳米生物技术研究的热点。

另一方面，20世纪末，应力—细胞生长关系的研究改变了结构（形态）决定功能的经典概念，告诉人们生命体（如细胞）的结构和形态将因其功能改变而重建（Remodeling）。这是一个时间的积分过程，人到中年后，它往往是负向的（病理重建），但在一定条件下，也可能是正向的（生理重建）。以非传染性慢病的发生和调治为例，上述过程可示意如下：

不正常的生活方式和行为 $\underrightarrow{\sum}$ 细胞外和组织间质内微环境↓ $\underrightarrow{\sum}$ 系统功能状态负变 $\underrightarrow{\sum}$ 细胞、组织微环境↓↓ $\underrightarrow{\sum}$ 系统功能失衡 $\underrightarrow{\sum}$ 细胞、组织病理重建 $\underrightarrow{\sum}$ 细胞、组织微环境↓↓↓ $\underset{\sum}{\rightleftarrows}$ 系统功能↓↓ $\underrightarrow{\sum}$ 细胞、组织结构失稳 $\underset{\Rightarrow}{\sum}\rightarrow$ 病灶形成，NCD发生 =>……

显然，从生命科学基本原理出发，"治未病"，促进健康，防治非传染性慢性病是有其理论依据的。而近30余年的研究表明，在现实中也不是不可实现的。

第二节　生命整体观
——健身气功的理论基础

中国传统文化里，对人的生命的整体性认识是多层次、多方位的，它涵盖了人和自然的关系（天人整体观），人的社会属性（人的类本质）和人的生命整体观。对于后者，道家、医家、养生家本质一样，但又各有所侧重。

一、形、气、神三位一体的生命整体观

"夫形者，生之舍也；气者，生之充也；神者，生之制也。"（《淮南子·原道训》）

这里，"形"即人的身体，是人生命运动的物质基础，故"有生必先无离形"；但"形不离而生亡者有之矣"。（《庄子·达生》）因为"人之生，气之聚也；聚则为生，散则为死"。（《庄子·知北游》）而气之聚散则取决于人"神"。故"神者，生之制也"。

人之神是大自然之本体道籍德之生生之功能内化于人生命的人之本质（又称为性）。《黄帝内经·灵枢·本神》曰："生之来谓之精，两精相搏谓之神。"而"精也者，气之精也。"（《管子·内业》）"两精相搏"指父精（精子）母卵相结合形成胚胎过程中，来自双亲

的先天元气、元精合二为一，同时融入了无所不在的"道"、元气及天地阴阳二气之精，乃至五行之秀气，形成了新的生命体（胎儿）之神，这是先天的，又称为元神。在胎儿时期，神气形浑然一体。此时，神的功能是内向的，只管胚胎的发育、成长和运动。当胎儿离开母体呱呱坠地之后，才有自主呼吸，并与外部世界相互作用，就开始了婴儿对外部世界的感知和认知，这是人之神固有的功能。婴儿时期，神能察知周围的事物并作出响应，但无所牵挂，亦无所偏颇。如明镜映物，物来则现，来者不拒，过而舍之。而意念、思维、意识等是人与外部世界（人和物）相适应而形成的，是后天的，也是神的功能的体现。据此，神可以分为元神和识神。

元神为本，识神藉元神之灵知以为用，而元神寓于识神之中，与元神相应的"意"，称为真意；而与识神相应的则称为妄念。

不仅如此，"神者，机毂也"（《黄帝·内经·灵枢》），故神（元神）是沟通人—天（自然之元气和道）之机枢。人自婴儿、儿童、少年、青年进入社会后，因私欲、知虑之障等杂染，机枢大都逐渐失灵，通道壅塞，因而元神之灵性逐渐被蒙蔽而黯昧。道家修道的目的，就是要循德求道，借识神之意念以为用，达道之塞，"涤除玄鉴""为道日损，损之又损，以至于无为"，从而使元神恢复清明而显现。真意用事，还我赤子之心。这或许就是《洛书》模型中央只有戊土（五）而无己土（十）的本意吧。——引入控制环节，以识神之"用"，炼己筑基进而以修道、悟道、知道而得道。返回先天之功能状态，这决不是循环往复，而是螺旋的上升、跃迁。

另一方面，"气者，生之充也"。人之"形"固然离不开"气"

之充养，人之"神"更有赖于"精"（气之精）的滋养。故老子曰："治人事天莫若啬。"（《道德经·（59）》）啬者用神静，故少费；而韩非子说："身以积精为德。"（《韩非子·解老》）故精神为人生命之"根柢"。人的生命是精神和肉体的统一整体，而人之特质在于人之精神。这已经成为当今世人之共识。

综言之，人的肉体（"形"）和人的本质"神"，赖人体内之气和气之精而形成一个有机整体，此即人之生命。

这里，最让人疑惑的是"气"。哲学界把"气"视作中国古代哲学一个范畴，而现代科学的范畴里找不到"气"为何物。但从热力学基本原理出发。"气"就是身心整体系统的自由能（F），它是人体自组织能力的源泉。这里应该强调指出，自由能包括宇宙间所有的能量形态——现代科学已知的（电磁作用、引力、强相互作用和弱相互作用，后两者只在原子核尺度内作用）和未知的暗物质和暗能量。根据广义相对论，射电天文学的观测表明，宇宙在加速膨胀，由此可估计宇宙的总能量。其中，电磁作用相关的能量（理论极限）不到5%，而与引力相关的能量约为前者的5倍，即25%，称为暗物质（Dark Mass）。最近，空间物理学的研究探测到了引力波的存在，证实了爱因斯坦广义相对论的最后一个预言，因而暗能量的研究成为当代理论物理的前沿热点。70%的宇宙能量称为暗能量（Dark Energy），它超越了现代科学的认知。中国传统文化中的"道""气"（元气、阴阳之气、四象之气、五行之气等）均包含暗能量。显然，"气"是现代科学未知的存在，而不是所谓"玄学"的乌有！

人的生命是形、气、神的三位一体，而神、气、形在人的生命运动中各有所司，因此，"一失位则三者伤矣。故圣人使之各处其位，各守其脏，而不得相干也。故形非其所安而处之则废，气不当其所充而用之则泄，神非其所宜而行之则昧，此三者，不可不慎守也"。据此，则养生之要旨在于"将养其神，和弱其气，平夷其形，而与道浮沉俯仰。恬然，则纵之；迫则用之"（《淮南子·道原训》）。这里最要紧的是"将养其神"。如何"养神"？其要在通过涵养道德和陶冶心性把人（"我"）之"神"和大自然之道联系起来，以臻于至境，即"心不忧乐，德之至也；通而不变，静之至也；嗜欲不载，虚之至也；无所好憎，平之至也；不与物散，粹之至也。能此五者，则通于神明；通于神明者，得（德）其内者也。是故以中制外，万事不废；中能得之，则外能收之；中得之则五脏宁，思虑平，筋骨健强，耳目聪明，疏达而不悖，坚强而不鞼……其魂不燥，其神不娆……大道坦坦，去身不远"（《淮南子·道原训》）。《淮南子·淑真训》则说："静漠恬憺，所以养性也；和愉虚无，所以养德也。外不滑内，则性得其宜；性不动和，则德安其位。养生以经年，抱德以终年，可谓能体道矣。" 《淮南子》从形、气、神三位一体的生命观出发，全面地阐述了道家修道，从养形到"全生"的原理和实修之要旨。

二、以心为主导的身心整体观

钱学森先生强调指出，"人体是一个开放的复杂巨系统"。其复杂性在于多层次、多子系统、多尺度、多种运动形式、强非线性……

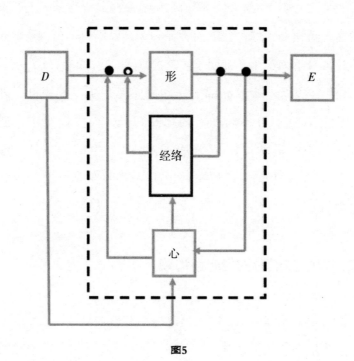

"生命在于有序"，每个生理系统、每一个器官、每一个组织、每一个细胞……都有自己的序；同层次各子系统之间、跨层次各方子系统之间都有相互作用。这就提出了一个根本性的问题：人身心系统整体的序、主序、序参量是什么？现代生命科学无法回答这个问题。然而，中国传统文化有关人的生命的整体性认识，提供了正确的回答——以心为主导的身心整体观。《黄帝内经·素问·灵兰秘典论》曰："心者，君主之官也，神明出焉也……凡此十二官不得相失也。主明则下安，以此养生，则寿；主不明，则十二官危，使道闭塞，形乃大伤。以此养生，则殃。"故人生命的主序正是作为"生之制"的"神"（或作为生之质的性）。如图5所示。

图5

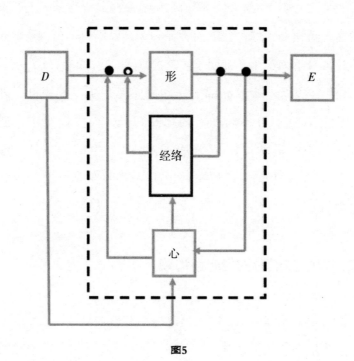

按系统工程原理，上述身心整体观可简示如图6所示。其中C为人所独有的居于"君之位"，神明之所出的大脑。由信息论可得身心整体系统维持稳态的条件为

$$H（E）\leqslant H（R）-H（D）\qquad（2-12）$$

而

$$\left.\begin{array}{l}H（R, C）=H（R）+HR（C）\\ H（R, C）=H（C）+HR（R）\end{array}\right\}\qquad（2-13）$$

或

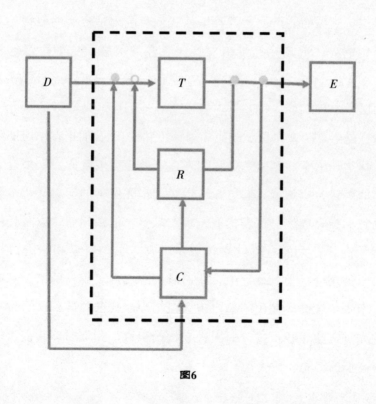

图6

HR（C）表示身心相互作用引起系统整体调控能力的变化。显然，HR（C）>0为良性；HR（C）<0则为恶性。

研究表明，决定HR（C）的主导因素是人（"我"）的心性和情绪的相互作用，其结果表现于人（"我"）的行为和生活方式。作用的途径有二，即：

$$HR（C）\leftarrow 心性※情绪\rightarrow 行为和生活方式$$

美国医学心理学会综合了长期大量调查研究的结果指出："对健康来说，坚毅的人格比强壮的身体更重要。""我们的情绪和精神状态有极大的防御能力，可以使我们免受多种疾病的侵害——从头痛到癌症。或者相反，引发各式各样的疾病，从小病痛到心绞痛"（《The Complete Guide to Your Emotions and Your Health》，美国医学心理学会，1992）。鉴于此，他们以"做心理的强者"为目标，提出了一个"身心改造计划"，并说："我们正在学习那种思想、情绪、感觉、经验……我们现在正处于突破阶段。"来自大洋彼岸的警钟，应鞭策我们更加珍惜我们祖先留下的健康文化宝藏，激励我们扬弃成见，打破禁锢，求实求真，取精用弘，以时代的需求为导向，在人的身心健康领域里，在人文与科学相融合以建立"关于健康的科学"过程中，跃居时代之巅峰。不然的话，总有一天，中华传统健康文化的遗产将会以当今时代的包装，作为发达国家的先进方法、技术技艺而引进它们的祖庭。到那时，我们将何以面对我们的祖先和后代？

三、人体整体观

《黄帝内经》以阴阳五行学说为基础，提出了以精、气、神为三宝，内而五脏六腑，外而四肢百骸，赖经络而维系的人体整体观。这里，脏为藏精之所（"精者气之精也"），"所谓五脏者，藏精气而不泻也"，属阴，为体；而腑是运化之府，属阳，为用，"六腑者，传化物而不藏"（《黄帝内经·素问·五脏别论》）。与五行相应的五脏、六腑、五官、五体及神、志、味、音、色等的关系归纳于表2。

表2　脏腑与五行阴阳相应关系

五行	五脏	六腑	五官	五体	五神	五志	五音	五色	五味	五方
木	肝	胆	目	筋	魂	怒	角	青	酸	东
火	心	小肠	舌	脉	神	喜	征	红	苦	南
土	脾	胃	口	肉	意	思	宫	黄	甘	中
金	肺	大肠	鼻	皮	魄	忧	商	白	辛	西
水	肾	膀胱	耳	骨	志	恐	羽	黑	咸	北

应当指出，与火相应的脏是心和心包，前者为神明之所居"君主之官"，而后者则为心脏，故历来有心脑一家之说。与之相应，六腑

中属五行之火者为小肠和三焦。而所谓三焦，实际上是头颈（颅腔、口腔、眼睛、耳腔、鼻腔、咽喉等）、胸腔和腹腔；有上焦（颅腔颈项）、中焦（胸腔、膈肌为下界）和下焦（腹腔，含盆腔）之分。医家一般认为，三焦为"阳气之父"，为丙火；而心包为"阴血之母"，为丁火。

直观地看，三焦是与生俱来的三个腔室或相关联的腔系，如上焦，脏腑居于其内。内贮先天之元气，故为阳气之父。其功能或可用老子之说来理解。《道德经·第十一章》曰："三十辐为一毂，当其无，有车之用。埏埴以为器，当其无，有器之用。凿户牖以为室，当其无，有室之用……无之以为用。"可见，且不论三焦腔室中与生俱来的元气，三焦之空间（"当其无"）为其间五脏、六腑等发挥各自作用的空间，且五脏六腑的空间分布是有序的。

此外，按八卦干支理论，《内经·素问·六节藏象论》将十二经络及其和脏腑的关系归纳如表3所示：

表3　脏腑经络的地支模型

十二经脉	手太阴	手阳明	足阳明	足太阴	手少阴	手太阳	足太阳	足少阴	手厥阴	手少阳	足少阳	足厥阴
脏腑	肺	大肠	胃	脾	心	小肠	膀胱	肾	心包	三焦	胆	肝
地支	寅	卯	辰	巳	午	未	申	酉	戌	亥	子	丑

其中，子、寅、辰、午、申、戌，为阳支；丑、卯、巳、未、酉、亥，为阴支。由于干支用于纪时（一年四季、十二个月、二十四

个节气，一昼夜十二个时辰等），故此模型宜用于阐明人体生命运动和四季、二十四节气、十二个时辰等变化的关系。《子午流注》《灵龟八法》、丹道周天等均与此密切相关。

脏腑在人的生命运动中起核心作用，而经络（手足十二经脉和奇经八脉以及多层次的膜络）"内属脏腑，外络肢节"（《黄帝内经·灵枢·经脉》），把五脏六腑和肢体百骸联结成一个整体。对于人的生命运动来说，"经脉者，所以行气血而营阴阳、濡筋骨利关节者也"（《黄帝内经·灵枢·本脏》）。经络不畅，必然累及脏腑，始而功能下降，导致失衡；久之必损及脏腑，导致结构失稳而发病。"故经脉者，所以决生死，处百病，调虚实者也，不可不通"。《黄帝内经·灵枢·逆顺》中则进一步指出："夫十二经脉者，人之所以生，病之所以成；人之所以治，病之所以起。"可见，辨识、调理经络的功能状态，是"治未病"（促进健康）的抓手。

综言之，以心为主导的身心整体观为基础，通过以"内省"为主导的气功炼养实践，使"气血能专于五脏而不外越""五脏能专属心而不乖""精神盛，而气不散"，则心身系统整体的有序程度必将大大提高，不仅能促进健康，缓解、逆转功能状态退变，从而防治非传染性慢病，而且有可能会导致稳态的跃迁，使身心整体的状态达到一种新的境界。这或许就是大洋彼岸所谓的"心身改造计划"的目标吧。就理论基础、方法学体系和经验积累而言，我们确有丰厚的底蕴，但我国目前大多数人对健康追求实际上是在疾病恐惧胁迫下的

第二章 气功健身的基本原理

41

"健康追求",追求的实际上是以现行主流医学为"皈依"的"健康"的伪影。观念的落后是根本的落后,是致命的落后。故若不及时猛纠,未来前景可虑,决不可盲目乐观。当前健身气功在我国发展的现状与源于印度,经欧美规范、包装的瑜伽在我国的普及势头相比,反差显著,不容乐观。

第三节　天人整体观

人是自然之子,与大自然本原一体。庄子曰:"通天下之一气耳。"(《庄子·知北游》)因为天地人和万物均由我们这个宇宙本体道和元气衍化而生成,但人类生存于其间的天(日月星辰)地之本原是由元气生成的阴阳二气。故《黄帝内经·素问·阴阳应象大论》曰:"阴阳者,天地之道也。万物之纲纪,变化之父母,生杀之本始。"故人的生命运动亦以阴阳二气的交感消长为"纲纪"。"阴平阳密,精神乃治",则人得以生;"阴阳离决,精气乃绝",则死(《黄帝内经·素问·生气通天论》)。不仅如此,人体内部阴阳的平衡亦受自然界阴阳二气的消长和四时运行的制约,故曰:"阴阳四时者,万物之始终,死生之本也。逆之,则灾害生;从之,则苛疾不起。"(《黄帝内经·素问·四气调神大论》)据此,《黄帝内经·素问》还根据四季天时气候的变化提出了一套相应的修炼养生方法。

另一方面，如前所述"生命在于有序"，生命体通过和环境的交换，从环境里摄取秩序（负熵）以对抗系统内部自发的无序倾向而维持其生命。人也不例外。与之相应，《黄帝内经·素问·六微旨大论》曰："出入废，则神机化灭；升降息，则气立孤危。故非出入，则无以生长壮老已；非升降，则无以生长化收藏。是以出入升降，无器不有；故无不出入，无不升降。化有大小，期有远近。四者之有，而贵常守；反常，则灾害至矣。"

　　这段话告诉我们，在人的生命过程中，人体和环境之间时时刻刻都在进行物质交换（"出入"），这种交换是维持人体生命的必要条件——从环境摄取秩序以对抗体内自发的无序倾向。"出"的是人体的各种排泄物，包括细胞、组织、器官等的代谢产物（气、液、固三态），而入者为"五气"（包括呼吸之气和宇宙暗能量等）和"五味"（包括水和食物）。此所谓"天食人以五气，地食人以五味"（《内经·素问·六节藏象论》）。五气和五味都是人赖以生存的内含有序（负熵）能量（高自由能）物质，是人体内部气化—化气过程中不可或缺的原料。

　　人体从自然环境中摄取"五气"和"五味"。按《黄帝内经·素问·阴阳应象大论》中所言，"气为阳，味为阴""阳化气，阴成形""味归形，形归气，气归精，精归化（神，《管子》曰'一物能化之谓神'）"。另一方面，"精食气，形食味"；神赖精气而得养，形因气充而灵动。这个化气—气化的过程即为气机的升降。人体内部气机的升降，是人体生命运动的内在依据。人体五脏就是气化—化气过程发生、运行、精炼、收藏的器宇，为体，属阴；而六腑则是运用五脏之精气，实现其生理功能的所在，为用，为阳，是人体生命力（自由能）的体现，而经络则为气机升降的通道。故《黄帝内经·灵枢·脉要精微论》中有言："五脏者，生之强也。得强则生，失强则死。""经脉者，所以能决生死，处百病，调虚实，不可不通"。

"出入"（人体与环境的交换）以"升降"（人体内部的气化—化气过程）为依据；"升降"以"出入"之间为条件。人体生命运动的"稳态"取决于"升降""出入"之间的守衡，而贵在"常守，反常则灾害至矣"！中国传统文化这种对人的生命和环境之间物质交换的认识可简化归纳如图7所示，"入"之效率，以"出"之通畅为前提。

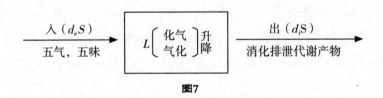

图7

不难看出，三千年前，中国传统文化对人的生命的认识，和20世纪从热力学普适性规律和系统工程原理出发、对生命和健康的认知之间，有着惊人的相似和穿越时空的呼应。

不仅如此，天人整体观还包括人类和人类生存环境的和谐统一。这一点，道家有深刻的认识。

一方面"养形必先之以物"（《庄子·达生》），人的生命活动仰赖于天地万物的供养，故人（"我"）与万物有对立的一面。人们往往总是以自己的需要作为衡量万物利（益）、害的标准，因而对待万物往往不是顺万物自然之性，而是以"索取""征服"为主导，从而强化了人类活动和自然环境的对立。但另一方面，天人万物本原一体，人的行为，以及人类为自身社会的发展对自然的无限制地索取，不能顺万物之性，则天地万物必施反作用于人类。全球变化，气候反常，超级病原体和新、老传染病卷土重来的全球性威胁等，都是近数百年来人类物质文明的进步对地球环境造成的破坏的反作用。欲解决这一与人的类生存攸关的难题，必须从根本上认识人和自然的依存关系，而这涉及认识论和方法论的基础。

两千余年前，道家就提出并解决了这一问题。当时，《管子·心术》中明确提出："其所知者，彼也；其所以知者，此也；不修之此，焉能知彼？"庄子则更进一步指出："物无非彼，物无非是。"（《庄子·齐物论》）这里"是"作"此"解，即认知的主体（"此"，"是"）和被认知的客体（"彼"）本来就是一个自然的整体，如果为了认知"彼"，而把它和认知的主体割裂开来，那么，被认知的客体就是不完整的，而是被主体改变了的客体，就不可能得到关于被认知客体的真正的、全面的认识。鉴于此，为真正认识自然万物，就必须把认知的主体（"我"）和被认知的自然万物（"彼"）作为一个整体来看待，即庄子所言："是亦彼也，彼亦是也。""彼是莫得其偶谓之道枢。"（《庄子·齐物论》）而欲把握道枢，进而"照之于天"，认知主体的修炼必须达到"吾丧我"，即"无己"的境界。正是这样，庄子认识到："天地与我并生，而万物与我为一。"（《庄子·齐物论》）他没有把人看作是"万物之灵"，不认为"万物皆备（注：作顺解）于我"。而认为人只是自然大家庭里平等的一员。"与天地并存而不卑，与万物共处而不亢"（《庄子·齐物论》）。所以人类生存于和自然万物的对立统一之中，必须从其本原（本体）的同一性出发，顺天地万物之性而用物，人（类）才有可能顺自身的自然之性以养形而生。综言之，因物之性而用物而不"役物"，更不暴殄天物，才能使人（"我"）不役于物，才能使"我"（人）从物欲中解放出来达于"逍遥"之境界。

第四节　人类的本质在于人的社会性
——天人整体观在社会层面的体现

人类学的研究表明，原始人聚族群居（部落→部落联盟⋯⋯）是人类生存、繁衍、发展的前提。对共同祖先的图腾崇拜是凝聚部落人心的精神纽带。但仅此是不够的，还必须要有群居生活共同遵守的行为规范，才能维系部落的安定，进而发展壮大。这个规范就是礼。这一点《荀子·礼论》说得很明白，他说："礼之所起在于人生而有欲；欲不得，则不能无求；求而无度量分界，则不能不争；争则乱，乱则穷。"故"圣人制礼义（注：义者，宜也）以分之，以养人欲，给人之求"，从而维持部落（社会）的秩序，以求群居生活的安定。故"礼者，天地之大序"（《礼记·乐礼》）。这个"大序"的作用就是在"因人之宜（'义'）"，"给人之求"的前提下，制人心之私欲。简言之即"以礼制心"（《尚书·仲虺之诰》）。这不仅是安定部落（社会）、保障群体生存的必须，也是人（"我"）"洁净心身"修炼的途径。故《荀子·修身》论及"治气养心"之术（"扁善之度"）时，特别强调，修身之道，"莫径由礼"。

随着新石器时代农业文明的兴起，生活资料生产的进步，人心之物欲亦随之而膨胀。故《尚书·大禹谟》中有言曰："人心惟危，道心惟微。惟精惟一，允执厥中。"意谓"人心"偏私易致乱，故"危"；"道心"（"大道之行也，天下为公"，是谓"大同"）难明，故曰"微"；唯精以察之以求"明"，一以守之以致"正"。而为人、处事、治世应当无"过""不及"之差，是曰"执中"。相传这是舜上承于尧而传之于禹的修身处世治天下之要旨，更是儒家修身达于"内圣外王"之最高境界的"圣人心法"，后世尊为"十六字心诀""十六字真言"等。

《礼记·乐礼》指出，"礼因地制"（"地出五味"，人赖以养），但"过制则暴"。故就治世而言，必然会导致社会不安定，乃至天下大乱；而对身心修养来说，则必将损害身心健康，甚至危及生命。故《礼记·乐礼》在言及"礼者天地之大序"的同时，又说"乐者，天地之大和"。二者的关系就是"乐从内化，礼节于外"。礼乐并举，则刚柔相济，内外和谐。以此用事治世，则事成世安；以此修身养性，则神宁心明，气和畅而身健康，益寿以安度天年。

古人云"不为良相则为良医"，乃因为天下有序则治；而身心有序亦必可养形而益寿。故《黄帝内经·素问·四气调神大论》中有言："圣人不治已乱治未乱，不治已病治未病。"

综言之，百余万年人类进化历程中，聚族群居而形成的人的社会性，已经内化于人的生命而成为人的类本质。

还应该指出，人际交往集中体现了人的类本质。中国传统文化的人际交往重礼仪。《诗经·鄘风·相鼠》中有言："相鼠有皮，人而无仪；人而无仪，不死何为？""相鼠有体，人而无礼；人而无礼，胡不遄死？""国风"非庙堂雅乐，代表了民间心声，由此可见当时人们对于人际往来礼仪的重视。如果说礼是社会行为的规范，那么，仪就是人的衣冠、举止、言行和内禀气质、修养的综合体现。若不合乎人之义（宜），即令衣冠楚楚，也是沐猴而冠。无人之仪而装人样则"不死何为"！应该指出，"礼""仪"是随时代而变化的，但不论时代怎样变化，均有与之相应的"礼"和"仪"。而礼和仪的作用不变——以礼制人心之私欲，维持社会之大序，从而有利于社会安定。

不仅如此，人际交往还是情感、情志、情绪等萌发之源。"内伤七情"更是致病之因。现代生命科学的研究表示，各种情绪冲动，以及由此所致的行为失常，必将引起内分泌系统功能之异常，免疫功能

48

之失衡（过度抑制或亢进），从而引发多种疾病，从心脏病发作、脑卒中到癌症等，严重损害人的健康，甚至猝死。对此，最有效的防治方法就是通过气功修炼，涵养道德，陶冶心性，以致中和。何谓"中和"？《中庸》曰："喜怒哀乐之未发谓之中，发而皆中节谓之和"。怎样致中和？荀子认为以"变化代兴"的礼为准则，在日常生活中"唯仁是守""唯义是行"，以达"治气养心"之效。他说："凡气血、志意、知虑，由礼，则治通；不由礼，则悖乱提僈；饮食、衣服、居处、动静，由礼，则和节；不由礼，则触陷生疾。"（《荀子·修身》）

总之，先秦百家诸子中，儒家面向社会，以治学、修身、齐家、用世为人生之大纲。其中"修身"（内向实修）是基础，它充分体现了人的类本质，并从人的类本质出发，倡导礼乐相成以致中和，在用世、治事、待人的过程中实现自我的身心和谐统一，内外协同而达于身心健康。

必须指出，道家面向自然，而人是自然之子，人类社会本身就是受自然制约的一个侧面。人（"我"）修道以知道，而得道离不开人的类本质。《道德经》第十章说得很明白："载营魄抱一，能无离乎？专气致柔，能婴儿乎？……天门开合，能为雌乎？……"其中"爱民治国，能无为乎"，显然属于治世的范畴。在老子看来，修道和治世是统一的，只是与儒家治世途径不同。故自春秋以降，有识之士处世，兼用道儒，所谓"达则兼济天下，穷则独善其身"。

WTO于1996年指出， 21世纪人的生命和健康不仅仍处于非传染性慢病严重威胁之下，而且新老传染病将卷土重来，没有一个国家可以避免（由SARS、禽流感等可见一斑），而且精神卫生将成为重大的公共卫生问题和社会问题。IT技术的进步和网络文化的盛行，正在以不可思议的速度使人际关系蜕变为人—机虚拟交往，这必将严重损害人的类本质，而造成更多更大的精神卫生问题。20世纪末，美国医学心理学会曾明智地指出，"为了让肉体和精神和谐地运作，你所需要的补品是祥和的心情及和谐的人际关系"，而其要是"戒除甜蜜的诱惑"（《The Complete Guide to Your Emotions and Your Health》，1992）。在这方面，中国传统健康文化的瑰宝——气功，以及当代健身气功，将发挥大于目前人们所能想象的作用。

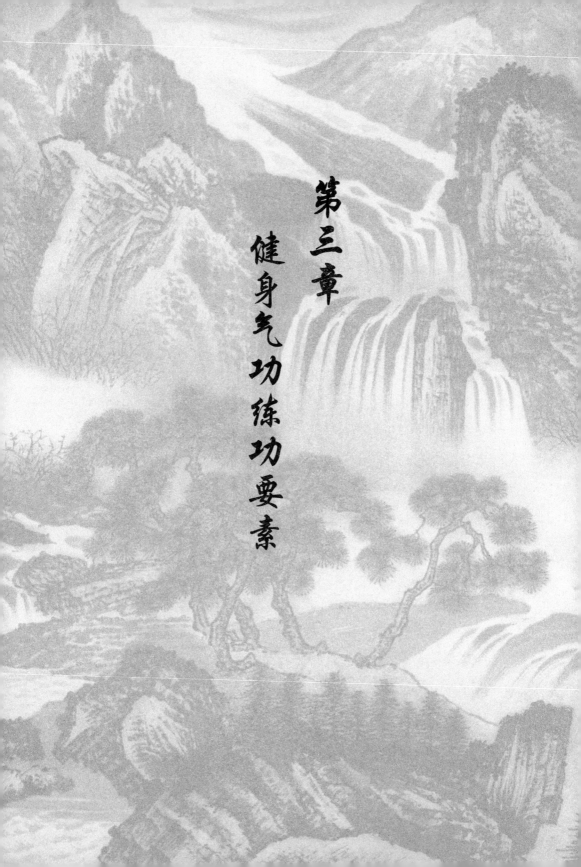

第三章

健身气功练功要素

健身气功是当今时代需求主导下，对传统气功的继承和发扬。其源头主要是古代养生家和医家所推崇的导引行气和吹嘘呼吸这两类练养方法，经千余年乃至数千年历史的积淀，千万人实践经验的凝炼而流传至今。时间的洗炼和历史的积淀是其安全性、有效性的试金石。 由国家体育总局健身气功管理中心主持编创、推广的《易筋经》《五禽戏》《六字诀》《八段锦》， 以及《十二段锦》《马王堆导引术》《导引养生功十二法》《大舞》《太极养生杖》等都取得了举世瞩目的成效。 每一种功法都各有特色，自成体系。这里仅简述它们在炼养实践中具有共性的要素和相关的文化底蕴及其健康身心的原理。

第一节　静以知身，允中致和

传统气功修炼的方法学根本特点就是"内省"。古人有谚曰："达摩西来一字无，全凭心意用功夫。"但道、儒、释各家追求的目标不同， "内省"运用心意的方法也不同。例如，佛家重禅定，禅（Dana）之本意为思维修，即按佛家教义修定。如"观身不净，观受是苦，观心无常，观法无我"等。进而由定生慧而达于正觉，证得"无余涅槃"，从轮回中解脱。而健身气功追求的是身心健康，尽其天年，故与之相应的"内省"就是"省身"，即静以知身。

对于气功修炼来说，静（静心、净心、宁神、定神）是核心。致静之途大抵分两类，一是指意念活动的集中专注，不练功的时候，脑子里什么都可以想。练气功就是要通过运用意念，把无序的、散乱的意念活动变成单一的意念活动，即"一于心，专于意"，古人简称为"一"。二是头脑里什么念头都没有，空空洞洞、恍恍惚惚，虚灵清明，这种境界称为虚静，那是炼功的高级境界，非大众入门之所能。

健身气功是面向当代大众的气功，致静当然是从"一"入手，即"一于心，专于意"，注意力集中于自身内部。但与传统气功里的"守一"之法——守身内之窍（如丹田等）有所不同；静而知身非守，而是知，知全身的动态变化过程。按人体整体观，内而五脏六腑，外而四肢百骸，关节、筋膜骨肉（肌肉）、气血津精，以及赖之维系而成整体经络系统等，都属于人之身形之整体。因此，"静而知身"必然是一个多层次的、循序渐进的过程。

怎样将外溢散乱之心意收摄于身内？其要诀在于一个敬字。《管子·心术》有言曰："外敬而内静者，必反（返）其性。"这里，性是大自然本体"道"之德内化于人的人之为人的本质（"生者，德之光也；性者，生之质也"《庄子·庚桑楚》）。故外敬内静，是道家循德求道、修道而得道的入门之匙。另一方面，先秦儒家之修身，"莫径由礼"（《荀子·修身》），而礼之要义有三，曰："毋不敬，俨若思，安定辞。"（《礼记·曲礼》）显然以敬为首务。而敬形诸于行，首先是收视返听。目光回收注于身内，双目垂帘（切勿闭眼，以策安全）。庄子要求"以目视目，以耳听耳，以心复心""若然者，其平也绳，其变也循"（《庄子·徐无鬼》）。可致心平气和，形动则顺自然之性。庄子似乎特别看重"返听"之效，强调"徇耳目内通而外于心知"（《庄子·人间世》）。按《黄帝内经·素问》，"肾开窍于耳"，故耳可内向沿脊椎两侧"听"而内通于命门，启"肾间动气"（《难经》）。有意思的是，《大佛顶首楞严经》也认为"听根最利"，是佛灭度后修定的最佳选择。至于"收视"，练家有术曰"面南观北斗"，将目光回收于后顶或玉枕，然后返照丹田或命门。此谓性命双修之法，历来为玄门之士和道教中人所重视。

习练健身气功大都始于站桩。而站桩第一步乃"知"人（"我"）立身之处。此"知"非心智之知，而是我自身足下"感知"我立身之地。双足之踵，落地生根，深入地下；同时以双足十趾紧抓地面，扎根于地下，以深其根、固其柢，有如青松根植于苍岩之中，根深柢固，故能顶寒风、凌霜雪而不改其长青之姿容。形体运动时，脚下虚实分明，步步踏实，知自身力之源在地。意念中涌泉入地三尺，接引地之气入于体内，为"我"所用。

习练健身气功之初，神意集中于身形。"知"形体起止之大端，把握要领，使动静合度，动作规范。更要紧的是用意不用力（指肌肉收缩之力，俗称力气，练家谓之拙劲），神意主导，气随意行，意到气至，气力自生。气力是谓内劲。劲应蓄而不发，以利经脉畅达。

掌握动作后，知身之关键在于知腰胯。腰胯为身之机枢，功能上有动静之分。无论是静而站桩，还是桩移形动，都要求胯平稳中正。运动过程中，足下虚实分明。胯整体移动和旋转时要求正而不僵，松而不散，沉稳而又圆活。而腰为全身运动之关键，劲发于腰，下领膝、踝、足之动止；上引背、腹、胸、颈、项、头、肩、肘、腕、掌、指等运动身形各部。起止之间，动势圆活，肢节相对屈伸，以致形体之柔（实乃刚柔相济，而形于柔）；动静之际，意气连绵不断，神形和合无间而气韵自在。《难经》有言曰："气为血之帅，血为气之母。"气运畅达，则血行随之。腰胯动静和谐，肢体动作到位，则周身气血充盈，濡筋强骨，通利关节，气血贯通于肢体末梢。健身养生是其必然的结果。

另外，呼吸随形体之运动而自然调整。生物力学告诉我们，肺和各级气管是一个负压系统（肺内压力低于大气压）。随形体之运动，顺势调控膈肌之降升，协同肋间肌等之张弛，提高肺吐故纳新和气血交换的效率。同时借呼吸按摩其他脏器，尤其是促进小肠和大肠之蠕动，从而强化脏器内部的气血运行，从源头上壮经络和畅之势。总之，引动形体，呼吸自然随之，二者相应，促进脏腑气血运行，但必须顺其自然，切忌刻意而为。

在此基础上，静而知身，重在体会、体验、体悟练功过程中身形各部在升降、开合、俯仰、盼顾、侧弯、抻拉等过程中，骨肉（肌群）、筋（腱和韧带等）膜之间的相对运动，特别是日常生活中运动较少的胁肋、腹部（自中脘至少腹）、腰臀、腹股等部肌骨筋膜之间的相对运动。古人认为，若练气功而不练筋膜，则气痿而不能宣达流窜于经络，气不能流窜，则筋不能坚固。故不同层次筋膜之牵张至关重要。

人体组织形态学告诉我们，组织间质是由基质网络等构成的多孔介质，其间充满着组织间质液和游离气相物质，它们大多数是细胞代谢排出的无序物质，气功锻炼过程中筋膜层层牵张将促进组织间质液的流动，提高其输运效率，有利于代谢产物的排出。另一方面，20世纪90年代以来，应力—细胞生长关系的研究表明，细胞外基质网络（extra cellar matrix）形成了细胞生长的微环境，胞外环境中应力分布和力–化学耦合作用以及力—电效应，制约着细胞内外的物质输运和细胞形态及细胞内微结构的变化，进而引发细胞重建（remodeling）过程。细胞外微环境的变化→细胞微结构和细胞质流动以及细胞器分布的改变→细胞核膜内环境的变化。如前所述（第二节之（四）），基因表达调控是基因组和细胞内、外微环境协同作用的动态选择。若细胞外微环境偏离其正常稳态，必将导致基因表达调控过程中失误概率增大，且随时间的积累而俱增，从而引发非传染性慢病（NCD）等。以人们闻之色变的癌症为例，J. Blech（《无效的医疗》，2005）指出，人体内（尤其是腹腔中）总是有为数不少的毫米、亚毫米尺度的小肿瘤，它们都是良性的，存活一定时间就会自行凋亡而消失，但同时新的小肿瘤又会生成，这是常态生理过程。但一旦细胞微环境之稳态因代谢产物之滞留而被破坏，细胞内、外相互作用失衡，将会导致基因表达、调控失误，有可能使微血管长入小肿瘤，那么，小肿瘤就不会自然凋亡而消失，反而会疯长而癌变，形成恶性肿瘤——癌。按中国传统医学的说法，组织间质液中代谢产物滞留，日久间质液变稠而变成痰饮（无菌性炎症）。再进一步，痰从胶态因凝而固，变成推不动、化不开的固态存在，名之曰"岩"（嵒），即癌。显然，炼功过程中抻筋拔骨引动各层次筋膜之牵张，从而促进组织间质液流动，以免使痰湿壅积，对于预防癌症的意义重大。当然，化学性/生物性中毒（如黄曲霉素等）引起的细胞癌变不在此列。但炼功所致筋膜的牵张运动，对防止癌样细胞增殖而形成病灶亦有重要作用。

《淮南子·泰族训》说得好："四枝节族，毛蒸理泄，则机枢调利，百脉九窍，莫不顺比。"这不仅可驱外邪使其不滞留于内而酿成祸患，更要紧的是防止一些非传染性疾病由此而引发。

更进一步，在"静而知身"的过程中，应重点关注、体味、领悟腰间命门和腹部神阙（肚脐）之动静，并不失时机以神意导之，使两者张歙吞吐，阴（神阙）阳（命门）调和，进而感知带脉（或佛家密宗所言之"脐轮"）之舒缩、流转。《难经》曰："命门者，诸神精（注：指五脏之精和神）之所舍，原气之所系也。""脐下肾间动气者，人之生命也。十二经脉之根本，故名曰原。"据此，以人（"我"）之神意，协同命门之开合和神阙之出入，以启动并促进人（"我"）和与生俱来的先天元气与脾胃化生之水谷（五味）之气和由呼吸之气借心—肺协同而化生之胸中大气（宗气）相融合，"并而充身"。由此炼功便踏入了一个新境界之大门，而人的生命运动的稳态亦将随之而跃迁。"恬淡虚无，真气从之，精神内守，病安从来"（《黄帝内经·素问·上古天真论》）就是这种境界的写照。这里关键在于"恬淡虚无"，此时识神之处世、应物、待人、治事无碍于元神之清明。事来则应，过而舍之；"物至则应，过则舍矣"（《管子·心术上》）。真意显现，真气自然而从之；只要人（"我"）之精神内守而不（或少）外越，便可以防治诸如癌症、心脑血管疾病、糖尿病（Ⅰ型除外）等非传染性疾病（NCD）以及新老传染病之侵害，而心明神宁，则各类精神卫生问题亦将迎刃而解。

至此，静而知身进入了内而"省身"之境，此时就不该、不能也不必以意念导引行气了。真气自循经脉而行，而神（元神）意（真意）照察而制之。故《黄帝内经·素问》直截了当地说："真气者，经脉之气也。"至此境，呼吸之调整（在神意控制下）或可有助于真气之运行，但具体方法因门派而异，且需个性化的及时指导。

应当强调指出，《难经》所说"呼出心与肺，吸入肾与肝""吸者随阴入，呼者因阳出"，那是就真气之出入运行而言的，切不可与健身气功调整呼吸之气混为一谈！

至于"允中致和"有三重含意，一是精神专注过程中意念之火候之把控。孟子说得好，"心勿忘""勿助长"（《公孙丑》）。勿追求过往炼功过程中曾经体会过的愉悦和舒适；亦勿恐惧炼功时曾经出现过的形体之疼痛、不适，或情绪中没来由的惊惧和不安。如《管子·心术》所言，"物至则应，过则舍矣"，事来则应，过而舍之。

二是在形体运动过程中，足下虚实分明，人体重心落于双足和尾闾地面投影构成的三角形之中。始终保持腰胯中正，关节稳定（尤其是膝关节，屈膝时膝之投影不超过足尖），且髋、膝、踝、肩、肘、腕、指协调运动，脊柱中正而以自然生理弯曲为中线作小幅度摄动。形体整体在炼功过程中正和谐、协同，且由谨守规范→心无（忘）规范，而形动无不中矩。这是"允中致和"日积月累所导致的境界的跃升。

更为重要的是，"允中致和"本就是人在炼功过程中涵养道德，陶冶心性。成才心理学的研究结果告诉我们：人能否成才，起决定性作用的是人格性因素，尤其是自律性。智商之类是微不足道的。而气功锻炼能否健康心身、增益智慧，以及其功效之大小，起决定性作用的就是能否持之以恒，且持恒之心志常守不渝。故认真炼功，并坚持不懈，使之成为人（"我"）日常生活中不可或缺的一部分，这本身就是对人（"我"）之自律能力的锤炼，进而陶冶自我之心性，完善自身之人格，唤醒内秉之智慧，以达身心兼美之效。

《论语·子罕》有言："子绝四：毋意，毋必，毋固，毋我。"此乃气功修炼和日常生活里"允中致和"之纲要。

综言之，"静而知身，允中致和"是修习健身气功的首要因素之一。管子曰："人能正静者，筋肕（同韧）而骨强""正静不失，日新其德"，持之以恒，则"道可得矣"（《心术·下》）。

由此看来，不仅是习练健身气功之第一要素，也是道家循德求道、修道而得道的入门途径。

第二节　中正自然，形松气充

本节之要点在于"中正"与"形松"之融合，而以"自然"为至境。气充则是其必然结果。进而言之，身形之"中正"，以陶冶心性，消解负面情绪，心情达于"中和"为前提。《中庸》①认为，诚是人的天性。故致诚乃正心以修身之要径。而"诚于中"，必"形于外"，表现于行为即为"恭"（貌恭）。不难看出，"中正自然，形松气充"与"静以知身，允中致和"密切相关，互为表里，相辅相成，相得益彰。

一、欲正自身，先正己心

按身心整体观，身心系统整体以心为主导，因为心乃神明（人之神）之所居。但同时，心又是"智之舍"、知虑之所出、私欲之所存、情感之所栖、情绪之所发……这里，对于人的健康来说，危害最大的就是种种偏激、偏执的情绪。表现于行为，它往往是突发的，或是长期压抑、郁积的爆发，但也可能是长期焦虑、纠结的彷徨，久之成为心病等。不论是哪一种，对人生命健康的影响都是负面的，是诸

---

① 《中庸》之首章是孔子之家训，由其孙子子思传世，其后31章为子思之阐述。孟轲（孟子）为子思之传人。

病之由头之一，中国传统医学称为"内伤七情"（喜、怒、哀、乐、悲、恐、惊），对于非传染病的发生和发展是主要的病因（除中毒外）。故对练习气功来说，欲正自身，必先正己心。

《大学》[1]有言，"欲修其身者，先正其心；欲正其心者，先诚其意"，并进而阐明"心不得其正"的原因是"忿懥""恐惧""好乐"（喜好）、"忧患"等负面情绪所致。"正心"就当自觉地调理自己的情志，缓解、消除种种负面情绪，以达"中和"之境。怎样致中和呢？《中庸》认为要充分发挥天赋于人的善良的本性——"诚"。故曰："天命之谓性，率性之谓道。"此"道"指道路。诚者，口之所言即心之所愿，身之所行即践心之所愿，所愿、所行必有其果，即有成。"率性"即时时、处处、事事，"思诚"且惟诚是守。诚以待人，诚以治事，诚以律己，这样就能持中和之心态而安身立命了。于此，又有"自诚明，谓之性"和"自明诚，谓之教"之别。但不论是天性使然，还是教化琢磨之功，都必然谨记："道也者，不可须臾离也。""故君子戒慎乎其所不睹，恐惧乎其所不闻，莫见乎隐，莫显乎微。故君子慎其独也！"显然，慎独是一种在日常生活中高度自觉的"内省"以致中和的修身功夫。

《大学》指出："诚于中，形于外。"类似于敬以致静，诚于中则形于恭，即"心诚貌恭"。

---

[1]《大学》之首章是孔子之弟子曾参记孔之所述语，后八章是曾参（曾子）之心得和阐述，为曾子弟子所记述。

二、解"松"

放松身形是习练健身气功的一大关键，要求"松而不懈"或"松而不散"。生物力学的研究表明，不同的细胞，在不同模态的应力作用下，其分化和生长是不同的。以骨组织中的骨母细胞为例，在压应力作用下，成骨因素活跃，促使骨母细胞向成骨细胞分化，骨质因此增生；而在拉应力作用下，破骨因素被激励，促使骨母细胞向破骨细胞分化，骨质吸收。不仅如此，人们发现，细胞生长增殖过程中会产生力作用于周围的介质胞之中，如图8（a）所示；而图8（b）则表明，置于两堆成纤维细胞之间的原胶原分子（构成筋腱的基本材料），将按照两端细胞生长产生的应力场而有序排列（按应力作用的法线方向）。这提示，筋腱生成或增长和细胞生长引起的力的作用有密切关系。

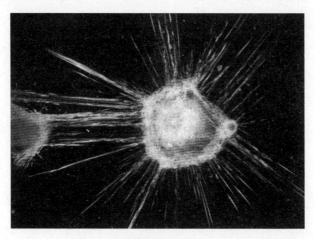

图8（a）
Harris. Science, vol.208, p.178 （1980）

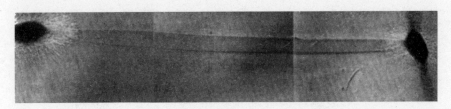

图8（b）

Harris.Nature，vol.290，p.251（1981）

生物力学创始人冯元桢（Y. C. Feng）在大量研究的基础上提出了关于应力—生长关系的冯元桢假说（1983）："在正常生理条件下，器官、组织内的应力分布，应满足其功能优化的需要。"据此，健身气功锻炼过程中身形的运动必将改变身体各部组织、内脏器官内部的应力分布，以提升、优化组织、器官的功能状态，进而与正心、诚意所导致的精神状态的改善相结合，促进身心系统整体稳态水平的提高，乃至稳态跃迁、生命过程发生良性的质的改变（如带病延年、提高生存质量、痼疾自愈、潜能开发、智慧增广等）。这才是气功炼功中"形松"的真正内涵。

三、形体中正，以正脊为核心

人是地球上唯一的直立动物。人之所以能直立，是因为人有一根竖直的脊柱。图9所示为脊柱矢状剖面和额状面结构概要。不难看出，人的脊柱在胸椎—腰椎接合部和颈椎—胸椎过渡区，有两个明显的生理弯曲，二者均呈微前凸，曲率为正。在日常生活中，若基本行为（行、立、坐、卧等）中身形姿态不正，则日积月累，必致脊柱生

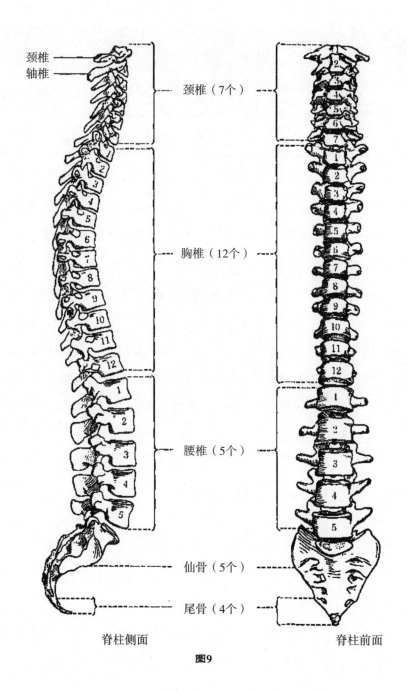

健身气功导论

颈椎 ——
轴椎 ——

颈椎（7个）

胸椎（12个）

腰椎（5个）

仙骨（5个）

尾骨（4个）

脊柱侧面

脊柱前面

图9

理弯曲消失，乃至曲率变性，由微前凸变为后凹。根据应力—生长关系，这必然导致椎骨的病理性重建，椎骨前缘（前部）骨质增生而后缘（后部）骨质吸收，这必然挤椎间盘向后凸出，且椎骨后缘（部）强度降低，易造成压缩性骨折。颈椎亦然。而脊椎腔内是脊髓，上接脑内延髓，为人体神经中枢，且脊髓有造血功能。故脊椎不正，造成人体整体的功能负变是多方面的，且错综复杂。目前，腰椎病和颈椎病已经成为当今文明社会全球性的流行病，不仅消耗了大量医疗资源（以腰脊劳损——low back pain为例，为止痛，美国每年所消耗费用从20世纪80年代起，就高达数十亿美元），且引发了多种多样的医源性/药源性疾病。当今手机流行，人无论男女老幼，许多人都低头抠手机，颈椎病的发病率势必剧增。

其实，早在2000多年前，《礼记·曲礼》论及人之仪时就告诫人们："立毋跛，坐毋箕。""立若跛"，体重主要由直立腿承受，腰胯不平正，相关关节和肌群承受过载；而且为了平衡躯体，必须加一个附加力矩，久之，必致腰胯不正而成病患；"坐如箕"，则腰脊生理弯曲必然反向，而引起种种腰椎病，未老先衰，不仅祸害自己，还要殃及家人，拖累社会。故《鄘风·相鼠》有言，"相鼠有皮，人而无仪；人而无仪，不死何为"。

四、拮抗致和谐，松正畅经脉

日常生活中，行、立、坐、卧努力保持脊柱的中正自然，是必要的，但远非充分。就健身气功锻炼而言，正脊是人（"我"）全身松正的必然结果。

以无极桩为例，静而知立身之地，进而知踝，知膝而锁膝，致委中坚，只有锁膝而坚委中，腰胯、骶、髋才能自然放松，尾间后翘，塌腰，腰脊前凸，曲率稍大于生理弯曲；同时命门协同呼吸与脐（神阙）同步开阖，以启动先天之元气。与此相应，缩项挤压颈椎，且两肩胛骨尽量内收，挤压背脊胸椎，激励督脉，及夹脊部位脏腑之俞穴，以及身柱、膏肓、夹脊、灵台等要穴。拔背、胸椎整体微前凸，与腰前塌之腰椎协调整合，背肋内收，至极限位置持3~5秒。同时，身前侧平肩、开胸、展肩，意念中左、右肩隅向外延展半厘米，虚腋若夹小球，胸骨伸展，激励胸前七坎大穴，胸肋骨沿肋向外展抻拉过胁肋而与内收挤压之背肋协同作用，以燮理阴阳。

然后竖项，头领正，自C-1（第一颈椎）至C-7（大杼）逐节伸展放松，意气直冲九霄。自大杼而下，沿纵向逐节放松，抻拉胸椎，与腰椎协同运动。同时拔背含胸，背肋放松且沿肋向抻拉背肋过胁肋与内含之胸椎协同，使之横向放松并顺势拉伸，下与腰椎协同运动。

同时意念自天际回收，引天河之水下注昆仑之巅，周流全身。顺势由昆仑顶沿额面循中而下，经山根至鼻柱。放松山根以展眉心，且由山根直入泥丸，开心之窍，悦意自生；眸蕴笑意，腮含微笑，唇角外展微翘。心诚而貌恭，"眼观鼻""鼻观口"，放松双目、两耳、鼻腔、口腔、舌根、咽喉，致舌下生津，津液沛然而下咽。"口观心"，与之相配合，放松胸骨，通胸前七坎大穴直至中脘。同时含胸、沿肋向放松胸肋，过两胁，与拔背时外张之背肋协同，以调和阴阳。进而，"心入腹"，意注神阙，经气海入于关元，至中极、长强；同时意念自左右髂尖会于至阳，裹臀扣尾闾，鼓动命门，神阙吞吐，至少腹，至腹股交汇之沟，提肛。进而，带脉舒缩，呼吸随之，使"腹内松静气腾然"，达"虚其心，实其腹"之境。与此同时，后背肩胛放松，抻拉胸椎，与腰椎同步运动而顺势强化命门与神阙之间之丹田等。在整个过程中，脊柱呈波浪形运动，但其中位线始终在脊柱的生理曲线附近作小幅摄动。

不仅如此，每个关节由于相关肌群的拮抗作用和牵张筋膜，由反向力之作用而达于和谐。其中的道理，正如古希腊哲人赫拉克利特（公元前6世纪）所言："分散和聚集，可以是同一的，相反的力量造成和谐，就像弓和琴一样。"炼功过程中，身形的松正自然就是相反的力造成的和谐。

不仅如此，还要求头颈转动、俯仰、摆动时，双肩不动；腰扭转、侧弯、俯仰顾盼时胯平正、沉稳而不动等，从而强化相关筋膜之牵张，使其作用最大化，促进组织间质液的流动，提高代谢产物向体外输运的效率，并使之最大化，从而改善、优化细胞生长微环境的稳态，利于细胞生长，并降低基因表达调控过程的失误概率，以提高防治非传染性慢病之效。

如本小节开头所说，"中正自然，形松气充"，与"静以知身，允中致和"是密切相关的两大炼功要素。作为两者之综合，庄子的一段话是很有意蕴的。他说："若正汝形，一汝视，天和将至；

摄汝知，一汝度，神将来舍，德将为汝美，道将为汝居。"（《知北游》）

此外，应当强调一点，即炼功必须善始善终。每次练功，必始于站桩（无极而太极），安心凝神，外敬内静；意气下彻于地而上达于天。身形开放，人（"我"）之气与天地阴阳二气以及自然五行之秀气同波，以利身心整体之吐故纳新。而每当炼功结束之际，必终于站桩（太极而无极），平心静气，心诚貌恭，意念中天地人（"我"）之气浑然一体，三才合一收于人（"我"）身中（以丹田为归宿）。切忌草草收功。勤于耕耘，还需善于收藏，功夫才能精进、日日进。

第三节　形神相合，气蕴其中

就传承而言，健身气功以古代养生家、医家、道家养形益寿之方法为宗，以导引行气、吹嘘呼吸为主。按传统气功的说法，都属于动功。

然而，动静本来就是相对的，人之生命本质上就是动静融合的。按形、气、神三位一体的生命整体观，养神（尤其是元神）宜静，而形（含内脏和气血）无时不在运动之中。故作为先秦诸子百家修此以知彼的内修炼方法和佛、道两教的宗教修持而言，除佛家之涅槃和道教的羽化（含尸解）外，没有绝对的静。

健身气功修习、锻炼过程中，实际上是神在情绪（七情）纷扰中求宁静；而形则在大小关节相关肌群的拮抗中得和谐，同时抻拉、牵张筋膜，两者和合，气蕴其中。整个过程中，由动静相兼，而动静相合，而动静圆融，这是境界提高的过程。

一、引体令柔，导气令和

基于人体整体观，导引行气从维系人体整体的经络系统入手，以神意引动形体，以和畅经脉牵张膜络为主，治"病之所以起""病之所以成"。"治未病"而防治疾病（尤其是非传染性慢病），以促进、维持人的身心健康。

古人云："神注桩中，气随桩动。"这里的桩除起势和收势外，每个动作都是动桩。而桩本身就是身形之整体，对桩的要求就是中正自然。"神注桩中"意念一以致宁静（"静以知身，允中致和""诚意正心，中正自然"）；"气随桩动"即气蕴于神形之中（"形松气充""允中致和"）。导引者，以神意"引体令柔""松静自然""导气令和"，每个动作都有抻筋拔骨、濡养关节、和畅经脉、舒展膜络、强化气机之"升降"、通利"出入"之作用。而经络乃至膜络通畅必然使相关脏腑气血充盈，强化并协同脏腑功能，从而提高身心整体的稳态水平。

不仅如此，引体令柔，必致肌群由拮抗而至协调，筋腱增长，关节灵活而稳定。不仅能预防损伤而且促使体态均匀，健美身形，符合当代各个年龄段人群尤其是青年、中年、女性的需求。《管子·心术》曰："人能正静者，筋肕（韧）而骨强。"而医者有谚："筋长一分，增寿十年。"

不仅如此，一方面借命门、神阙之开合吞吐、激引真气之运行。另一方面，周身松正自然，心不拘泥于规范，但形之动作不逾矩，从而达于《拳经》所说"拳无拳，意无意，无意之中有真意"之境界。而呼吸亦随之协同，真气循经脉而行。神（元神）意（真意）照察之，以全性葆真。

二、吐纳吹嘘，壮宗气而健身心

众所周知，肺是唯一一个人的意念可调控其运动的内脏器官。人体呼吸系统由起自咽喉的上呼吸道、左右分支气管和肺构成。组织形态学的研究告诉我们，肺脏有两大系统交织构成，一是大约23级由大而小而细的支气管系统→终末支气管→肺泡；另一个是源于右心归于左心的肺循环系统，肺毛细血管与肺泡之间透过气血交换膜（具有多层三相网络结构）进行气体交换，来自肺动脉的血液释放二氧化碳（CO_2）进入肺泡，同时肺泡释放氧气（O_2）进入肺静脉系统→回流入左心。这是大自然造化生成的非常精密的系统——心肺系统。这个系统的功能对人的生命来说生死攸关，故造化之手将肺之呼吸吐纳交给人之神意主宰。而肺的呼吸吐纳功能本身是借神意调控膈肌和肋间肌等的协同运动来实现的。在司呼吸的同时，膈肌和肋间肌的协同运动对腹腔和胸腔内的内脏器官起按摩作用，以促使其内部气血运行，而提高其功能状态。尤其重要的是促进小肠、大肠之蠕动利于吸收五味之精气，排泄代谢产物—糟粕，这是维持人生命稳态的必要条件。

《黄帝内经·灵枢·邪客》把来自呼吸吐纳之气称为宗气，其功能主要是"贯心脉而行呼吸"。同时又说："五谷入于胃也，其糟粕、津液、宗气，分为三隧。"由此观之，宗气当为呼吸之气与脾胃水谷之气之综合。后世医家认为"凡呼吸、语言、声音、肢体运动、筋力强弱等，皆宗气之功也"，故又称为"胸中大气"。

显然，宗气之强弱对于人的健康至关重要，按人体整体观五行阴阳模型，宗气受脾胃（土）之滋养，贯心脉（火）、行呼吸（金）。按五行相生关系，宗气与心包经（火）→脾、胃（土）→肺、大肠（金）紧密相关。因此，导引以神意引动形体时，随形体运动之升降开合，呼吸亦顺其自然，与之协同，健康身心之功效益彰。

另一方面，以与五脏六腑相应之情志、音声为主导吹嘘呼吸，补虚泻实，调和、强化五脏，达"治未病"，促进健康之效。这里应强调以下几点：

1. 不同于导引行气，吹嘘呼吸以呼吸为主导，肢体随呼吸而自然运动，以强化呼吸吹嘘健身之功效（站桩之基础不变）。

2. 行深呼吸（逆腹式呼吸）时，意念活动当重在呼气，慢长匀细为佳。因为生物力学的研究告诉我们，呼气时不可过度用力，否则易刺激支气管平滑肌细胞收缩引起小气道闭锁，CO_2 残留量增大，呼吸效率下降。实际上，如前所述，支气管树是一个负压系统。纳新之效取决于吐故之功。

3. 行深呼吸吸气时，意念仅关注其起止。起于踵（"真人之息在踵"）而止于耳际（听宫）。不究其过程。

4. 不宜连续多次行深呼吸，否则会过度通气（over ventilation）引起氧中毒（酸中毒）而导致练功出偏。而且，生命科学的研究结果表明，自由基（尤其是氧自由基）本身就是导致衰老的重要原因。可见凡物之用皆有度。缺氧危及生命，过量吸入氧则致氧中毒，促衰老。过犹不及，唯中是守则利于生，故"中庸之为德也，其至矣乎"（《论语·雍也》）。

综言之，导引行气以神意引动形体，随形体之升降开合，呼吸顺其自然。而吹嘘吐纳，神意（包括情志、音声）与呼吸相结合，形体随呼吸而运动，以利于吹嘘吐纳。故形神相合，气蕴其中。导引、吹嘘，前者调心与调身合一，呼吸顺其自然；而后者注重调心与调整呼吸合一，形体运动顺其自然。

三、关于三调和三调合一

近十余年来，言及气功，必说三调。诚然，调心、调息、调身确实是气功锻炼的三个操作性元素，但它们不是气功（不论是传统气功还是当代健身气功）的核心内涵，更没有体现气功之特质。

首先，按照以心为主导的身心整体观，"心者，君主之官也，神明出焉……故主明则下安，以此养生则寿……主不明则十二官危，使道闭塞而不通，形乃大伤，以此养生则殃"（《黄帝内经·素问·灵兰秘典论》）。据此，则"内省"（内向性运用意念）以调心为主，使心长明，神安宁，身心健康而益寿延年。此乃气功之核心内涵。对于健身气功来说，调息主要的作用是通过呼吸诱导入静来调心，以明心宁神。调身亦然，但它本身具有疏通经络以治未病之功能，故三调并列乃第一大误区。君臣失位而致无序。

其次，练静功（站桩、静坐）可以先调身以安身，次调息以一念。但对动功来说，调心可与调身相结合，以一其心，专其意，神形相合，气蕴其中，呼吸顺其自然（导引类）；或者调心与呼吸之调整（调息）相结合，形体随呼吸而运动（吹嘘类）。对于普及于大众的健身气功来说，二者必居，且仅居其一。分心二用或交替运用，必自乱方寸，失去调心宁神之本意。盲目倡导三调合一，必危及炼功安全。而安全性（不出偏），是健身气功普惠大众之生命线，决不可因为当年无奈的历史，而罔顾大众的利益。

再次，心之所以要调，是因为心既是神明之所居，又是知虑之舍，私欲之所栖，七情之所寄……故《尚书·大禹谟》才有"人心惟危，道性惟危"之言；《仲虺之诰》才有"以礼制心"之说。儒家才倡导礼乐，以礼制心，乐以和众，故《礼记·乐记》曰："乐者，天地之和也。礼者，天地之序也。"也正因为此，"洛书"才只有戊土而无己土（土中真阴），古之炼家才有"炼己筑基"之说。

正因为人心之功能的层次性、复杂性，仅仅靠炼功过程中调心以明心宁神是不够的，必须贯彻于日常待人、处世、行事、治世之中，才能真正做到"主（心）明则下安"，必须以此养生才能益寿延年。这就是为什么要强调在日常生活、工作中涵养道德，陶冶心性之根由。

不仅如此，如果不明确运用意念之方向，则几乎没有一项体育运动不是三调合一的结果。投掷、击剑、体操等，意念集中于我与器械之结合，并体现于动作，调整呼吸以配合动作，即使是跳跃、径赛、游泳等志意所追求乃更快、更高、更远……

实际上，自胎儿呱呱坠地之时起，身体的运动与呼吸就天生是协调配合的，这是生命运动内在需求所致。

质言之，对于健身气功来说，不是神与形体运动相结合，呼吸随形动顺其自然协调，就是意念与呼吸相合而身体动作顺其自然，相辅相成。故考虑到当年之无奈等历史缘由，或可称之为三调自然合一。但绝不可作积木式、拼图式的"三调合一"，那是本质性的误导。

第四节　涵养道德，陶冶心性

在"静而知身"和"中正自然"两节里，均曾论及炼功过程中的情志调摄和道德修养。本节将以气功实践为中心，比较系统地探讨依存自然、隶属社会的人之道德修养、心性陶冶及其与气功修炼的关系。

一、道德的内涵

老子认为，天地万物之本原（本体）是道。《道德经·第25章》曰："有物混成（注：浑然自成），先天地生。寂兮寥兮，独立而不改，周行而不殆，可以为天下母。吾不知其名，字之曰道。"又曰："道之为物，惟恍惟惚。惚兮恍兮，其中有象；恍兮惚兮，其中有物。窈兮冥兮，其中有精（注：或可理解为宇宙能量，含暗物质、暗能量等）；其精甚真，其中有信（注："其中有信"或可理解为大自然的基本信息）。"（《道德经·第21章》）因为"道"无形、无象，所以老子称之为"无"；天地万物均有形、有象，所以称之为"有"。故老子曰："有生于无。"但若将"有"理解为存在，那么"道"确实是存在的，故又曰"天下万物生于有"（《道德经·第40章》）。

《管子·心术》曰："道在天地之间也，其大无外，其小无内。"道化生万物，但它本身则"遍流万物而不变"。

庄子则说："夫道，有情有信，无为无形；可传而不可受，可得而不可见；自本自根，未有天地，自古以固存。""其为物也，无不将也，无不迎也，无不毁也，无不成也。"（《庄子·大宗师》）

总之，"道"是生成天地万物之本体（本原）。"道"无形、无象是非所生的、超越时空的存在。故道"周行而不殆，独立而不改""遍流万物而不变"，且"其大无外，其小无内"。作为本体之存在，具有固有的能量（"其中有精，其精甚真"）和固有的信息（"其中有信"）。

与大自然之本体"道"相应，老子用"德"涵盖"道"之内秉特性和功能，曰："孔德之容，惟道是从。"（《道德经·第21章》）故道为德之体，德为道之用。如韩非子所言："德者道之功。"（《韩非子·解老》）《道德经·第51章》对此作了进一步的阐述："道生之，德畜之，物形之，势成之。是以万物莫不尊道而贵德。"进而曰："生而不有，为而不恃，长而不宰，是谓玄德。"这是大自然根本之德，亦是人之至德。

《管子·心术》曰："虚无无形谓之道，化育万物谓之德。"故"德者，道之合"，即道与德是不可分割的整体，而"物得以生生"。

庄子则更明确指出，"有一而未形。物得以生，谓德"；对于人而言，则"生者，德之光也；性者，生之质也"（《庄子·庚桑楚》）。

儒家的社会理想是"大道之行也，天下为公""人不独亲其亲，不独子其子"。"使老有所终，壮有所用，幼有所长；矜、寡、孤、独、废疾者皆有所养，男有分，女有归……是谓大同"（《礼记·礼运》）。天下为公，就是儒家之大道（注：此道作道路解，非本体）。这一理想鼓舞了两千多年的万千志士仁人上下求索。20世纪初"推翻帝制，建立共和"的孙中山先生，亦矢志于此，而未竟其志。

孔子处春秋之世，他以西周文、武、周公旦之礼乐为范式，倡导仁。何谓仁呢？孔子的回答是多样的。精要有三。其一曰："克己复礼为仁。一日克己复礼，天下归仁焉。"（《论语·颜渊》）如前所述，"礼者，天地之序也；乐者，天地之和也"。若能"以礼制心"，乐以和众，则邦、国、天下皆有序而少争纷矣。故孔子教学生六艺，而礼乐为主。对于士而言，在日常生活中就要从"非礼勿视，非礼勿听，非礼勿言，非礼勿动"做起。其二曰："己所不欲，勿施于人。"这是人之为人、士之为士的试金石，是君子与小人的分界线。其三，仁是养性、修身以致身心健康之捷径。如《论语·雍也》所述："知者乐水，仁者乐山。知者动，仁者静；知者乐，仁者寿。"其因在于"仁者无忧"且心静。故仁是儒者日常道德修养之纲。

孔子之后，儒分为八家。其中以子思、孟轲一脉和孙卿（荀子）一派对后世影响最大。前者以《中庸》《孟子》为代表，后者以《荀子》传世。

荀子以儒为本，兼及道家。对于修身之道，他提出了"治气养心之术"，从陶冶心性，纠治性格、禀赋之偏激入手，进而治气养心。两者合称为"扁（遍）善之度"。《荀子·修身》曰："凡治气养心之术，莫径由礼，莫要得师，莫神一好。"其要旨就是在日常待人、做事、处世中"唯仁是守，唯义是行"。"守"和"行"的准则就是"礼"。若日常生活中诚心守仁、行义，处处"以礼制心"，那么，人就能达到这样一种境界："使目非是无欲见也，使耳非是无欲闻也，使口非是无欲言也，使心非是无欲虑也……是故权利不能倾也，群众不能移也，天下不能荡也。生乎由是，死乎由是，夫是之谓德操。德操然后能定，能定然后能应。能定能应，夫是之谓成人。"（《荀子·劝学》）不难看出，这是由有为而无为，由必然而自由的飞跃。

当然，礼的内容因时代而异，但其要在于做人、成人。如果你希望通过锻炼健身气功，打造一个身心健康的"你"，那就必须重视道德修养和心性陶冶，做一个真正的心身健康的人。

仅仅是一个逻辑的必然吗？否！

二、炼功和修德的关系

情绪乃人（"我"）在社会中，因事之成败、物之得失、人情之逆顺等意外之变，所激引而生的非理性的念头。因"气"随意行，一念之差必然使身内气之运行乖离常轨、一反常态，从而殃及心身整体，损害自身之健康。《黄帝内经·素问·举痛论》将此归纳为"怒则气上，喜则气缓，悲则气消，恐则气下寒则气收，炅则气泄，惊则气乱，劳则气耗，思则气结……"而七情之伤，尤重戒怒，怒伤肝；肝属木，木生火；肝阳上亢，心火炽盛，可使心神昏乱，甚者暂失理智，行为失控，害己伤人，后果不堪设想。即使理智未失，亦必伤及脾胃，累及心肺，引发种种疾病。

对于炼功之人来说，炼功强化了意念对气在体内运行的控制，故七情之伤危害较不炼功之人更甚。故古炼家告诫曰："嗔是欲中火，能烧功德林。欲修无上道，忍辱护嗔心。"

古人云，人生不如意者常八九，更何况物质文明高度发达的今天，生活节奏快，竞争激烈，可欲多而诱惑力强，网络虚拟世界与人间现实差异极大。这一切都意味着，在当今信息时代，想要保持心性之中和，比农业文明时代难度更大，更需要强化道德涵养和心性陶冶。然而，"致中和"则与人（"我"）性格密切地相关。

三、陶冶心性，始于对治性格偏颇

人的性格源于先天禀赋，且和童年、少年境遇、经历有关。怎样调治性格之偏颇？对此，荀子在"扁善之度"作了全面的阐述。他说："血气刚强，则柔之以调和；知虑渐深，则一之以易良；勇胆猛戾，则辅之以道顺；齐给便利，则节之以动止；狭隘褊小，则廓之以广大；卑湿重迟贪利，则抗之以高志；庸众驽散，则刦（同劫）之以师友；怠慢僄弃，则炤之以祸灾；愚款端悫，则合之以礼乐，通之以思索。"荀子又说："凡治气养心之术，莫径由礼，莫要得师，莫神一好。"（《荀子·修身》）在此基础上，可进一步"以礼制心""唯仁是守，唯义是行"，修身以"成人"。与之相应，中国佛家天台宗的创立者智者大师所著《童蒙止观》（又称《小止观》）里，第一步就是"对治习气"。说法不同，实则相通。

诚然，改变性格里的偏颇殊非易事，因为习惯势力是最顽固的。但是，如果能认识到它有损于道德的涵养与事业的建树，从而时刻留心，认真面对，矢志纠正，也不是办不到的。

四、在日常生活中涵养道德——炼功生活化之通衢

《道德经》有言曰："涤除玄鉴。""为道日损，损之又损，以至于无为。"由此达"致虚极，守静笃"之境。进而在虚极而静笃的状态下，观"万物并作，吾以观其复。夫物芸芸，各复归其根。归根曰静，静曰复命。复命曰常，知常曰明"（《道德经·第16章》）。从而明了大自然万物之本体"道"之存在及其功能"德"。这是老子修道、知道而得道的根本途径和方法。

对居于不同社会地位的人，老子提出了不同的道德修养要求。对于王者、国君而言，老子的要求是："载营魄抱一，能无离乎？专气致柔，能婴儿乎？涤除玄鉴，能无疵乎？爱民治国，能无为乎？天门开阖，能为雌（注：守静）乎？明白四达，能无知乎？"（《道德经·第10章》）此乃后人所说"内圣外王"之心法。

对于士来说，老子曰："治人事天莫若啬。夫唯啬，是谓早服。早服谓之重积德；重积德则无不克……是谓深根固柢，长生久视之道。"这段话，《韩非子·解老》作了很好的解读。他说"圣人之用神也静，静则少费，少费之谓啬……夫能啬也，是从于道而服于理也"，而"身以积精为德"。"思虑静，故德不去，孔窍虚，则和气日入……夫能令故德不去、新和气日至者，蚤（通'早'）服者也""圣人宝爱其神则精盛"，故"治身外而不能乱其精神"。这里韩非子提出了一个新概念：理、道之理，即道理。此理与宋明理学家倡导

的"天理"有质的不同，远胜于后者，更合乎自然之理。

应该指出，先秦道家之"长生久视"，意谓高质量地尽其天年，而非后世道教之"羽化登仙"。这一点庄子说得很透彻。《庄子·大宗师》曰："大块载我以形，劳我以生，佚我以老，息我以死。"故修道而得道之士当"以无为首，以生为脊，以死为尻（注：本意为尾骶骨，在此作臀解）"。庄子称之谓齐生死。故当其生也，应当像"鱼相忘于江湖"那样"相造（适）乎道""无事生（性）定"。而当其行将大归也，则"安排而去化，乃入于寥天一"（《庄子·大宗师》）。与之相应，《黄帝内经·素问·上古天真论》言及上古之真人时，最后一句话也是"度百年乃去"。

顺便说一句，20世纪细胞生物学的研究结果告诉我们，在最佳培养条件下，成纤维细胞（一种普遍存在于人体各种组织和器官内的间充质细胞）可连续增殖50代而不退变，历时100~120年。看来古人将人之天年设为百年似非偶然之巧合。

对于大众而言，老子说："我有三宝，持而保之。一曰慈，二曰俭，三曰不敢为天下先。慈故能勇，俭故能广。"（《道德经·第67章》）而"不敢为天下先"者，乃因"人之道，为而不争"（《道德经·第81章》），既曰不争，何来天下之先？

而在日常生活中，老子主张"以百姓之心为心。善者，吾善之；不善者，吾亦善之，德（得）善也；信者，吾信之；不信者，吾亦信之；德（得）信也"。强调面对现实，不为人（"我"）之无奈何，和光同尘，面对人（"我"）无可奈何的现实，退而独善其身，善待自己，啬神积精以葆性全真，而尽其天年。

庄子对于修道者日常生活中内修的要求是："彻志之勃（注：悖也），解心之谬，去德之累，达道之塞。贵富显严名利六者，勃志也；容动色理气意六者，谬心也。恶欲喜怒哀乐六者，累德也。去就取与知能六者，塞道也。此四六者不荡胸中则正，正则静，静则明，明则虚，虚则无为无不为也。"（《庄子·徐无鬼》）只有这样，才能使自己由无名→无功（无为）而达于无己（无"我"）而无待，才能顺自然之性，"乘天地之正，而御六气之辩（变），以游无穷"，达逍遥之境。这里的无己和《齐物论》一开头南郭子綦所言"吾丧我"同义。但另一方面，在人世的社会实践中则必须"乘物以游心，托不得已而养中"（《庄子·人间世》）。对此，《庄子·养生主》作了进一步阐述，曰："为善无近名，为恶无近刑，缘督以为经，可以保身，可以全生（性，因为"性者生之质"），可以养亲（形），可以尽年。"开头两句似乎给出了"止"的边界（到此为止）。诗经《鄘风·相鼠》共有三节，其第二节曰："相鼠有齿，人而无止；人而无止，不死何俟？"故就人之行为而言，为善止于名，为恶止于刑，这样才能得以保身。"缘督以为经"是养生的关键，历来众说纷纭，王夫之干脆说是督脉。但按《说文解字》，"督，察也。有中央之义"。据此，结合《人间世》之言，当以致虚以养中解。在《应帝王》中，庄子曰："至人用心若镜，不将不迎，应而不藏，故能胜物而不伤。"又说："游心于淡，合气于漠，顺物自然而无容私，则天下治矣。"这既是庄子的治世之方，也是他的处世修己之法。

对于当代习练气功者日常生活中涵养道德而言，《管子·心术》中的两段话显得更为切实。书中说："物至则应，过而舍之。""事来则应，过而舍之。"这里关键是怎样应？《心术》有言曰："所应非所设也，所动非所取也。""感而后应，非所设也；缘理而动，非所取也。"

如前所述，儒家以用世为本，更重视在治世、治事、待人、处世中涵养道德，慎独、中庸等均被视为修身之要道。然而，人非草木，孰能无情；七情之生，有感而发，那是人性之必然。但是有度，以利于生为度，这就是《中庸》所言"发而皆中节谓之和"的内涵。以喜为例，《黄帝内经·素问·举痛论》说："喜则气和志达，营卫通利。"这与言及七情之伤时"喜则气缓"的作用完全不同。正如《论语·雍也》所言："中庸之为德也，其至矣乎。"中者无过、不及之差别；庸者平也。喜乐之情能节于中则利于生，过或不及均为害。中庸之喜，古炼家之形容为"腮旁常带三分笑""其志若伏若匿，若有私焉，若已有得"，即喜蕴于心而笑"藏"于面。即令是怒，发而以中庸为度，也是有利于身心健康的；若不及时宣泄必致郁积而反伤肝（肝属木，性喜条达，通畅；郁积必伤）。为此，《孟子》有言："持志，勿使气暴。"意谓：养志以持气也。

孟子本于《中庸》而有所发展。他提出的修身方法是"养心养气"。《孟子·尽心下》说："养心莫善于寡欲。""寡欲"才能"不动心"，进而"求放心"，即把为外物所迷惑的心"放下"，进而"思诚"。他认为，"思诚者人之道（道路）也"（《孟子·离娄下》），进而可"明性""知天"。对于（心）志和气的关系，孟子是辩证的，他说"志一，则动气"，又说"气一，则动志"（《孟子·公孙丑》）。故他主张养心的同时养气。其养气之法，从"存夜气"入手。"夜气"者即"平旦之气"，亦即拂晓尚未为人物扰动的清明宁静之气，存之以有助于"求放心"；进而则"养吾浩然之气"，即天地之正气。"其为气也至大至刚，以直养而无害，则塞于天地之间"。养心养气的结果就是达于至诚之境。

此外，《礼记·曲礼》还提出了处世、行事、待人、接物的三项原则："毋不敬，俨若思，安定辞。"实际上此三者乃人之道德修养和心性陶冶在社会行为中的体现。敬，敬于人，敬于事（敬业）；外敬而内静，表达了己之自尊和自信。《大学》有言："知止而后有定，定而后能静。""俨若思"表明己之慎于行事。谚曰："行成于思而毁于随。""安定辞"则是基于深思熟虑后的临场表达。如此行事，则可望事半而功倍。按马斯洛人本主义心理学的说法，事业的成功，将给人带来自我实现感，这将使人内心愉悦，心态祥和，从而促进人的健康。

墨家是堪与儒家相竞的先秦显学大家，创始人为墨子（墨翟）。就人生和社会层面而言，其主旨是自立、兼爱、尚贤。认为"财物乃天地中和所有，以共养人"，故强调"人各自食其力"。这样"天地施化得均，尊卑大小如一"。墨子务实，他特别强调做人要自立，而自立赖自力。他说："赖其力者生，不赖其力者不生。"（《墨子·非乐上》）主张人人自食其力。贤者之道就是"有力者，疾以助人；有财者，勉以分人；有道者，劝以教人"。人人尚贤，就能使"饥者得食，乱者得治"（《墨子·尚贤下》）。否则"天下之乱，若禽兽然"（《墨子·尚同上》）。

恩格斯曾说过，历史唯物主义就是说，人只有在解决了其生存所必需的生活资料问题之后，才能言及其他（如思想、文化等）。而墨家则强调，人必须赖自力而自立，才能论及贤、不肖、自尊、自信等。显然墨家此论朴质而合理，同样适用于当代之人。

作为中国传统文化的一个重要组成部分，佛家追求超脱于轮回，故自觉持戒以消业并少造业。持戒就是佛教徒的道德修养。佛家修持有戒、定（禅）、慧三部分，其关系是"以戒资定，由定生慧，定慧相成"，得正觉而证果。大乘佛教拓展为六度（Sat-Pāramitā）。在此，波罗蜜意为"到彼岸"，波罗蜜多（Pāramitā）意为"到彼岸的方法"。六度分别为布施，忍辱，持戒，精进，禅定，般若（Prajna，智慧）。按佛家之义，布施非为行善，戒我之贪念也；忍辱以消己之嗔念耳。故若有做好事、种福田、求善报之想，那就走入邪道了，故有"有心为善使是恶"之说。

综上所述，功和德，炼功和修德（含陶冶心性）是辩证的统一。涵养道德、陶冶心性是炼功的基础和安全保障，也是炼功生活化的通衢大道，更是学与术之分野。

下面介绍一个历史上的范例，说明涵养道德，尤其是职业道德的修养，对自身养性和健康有何等重大的意义。

五、大医精诚，垂范青史

孙思邈（541—682年）是隋唐年间医药学界一代宗匠，兼精养性益寿之方。行医百余年，著书数百万言（现存有《千金要方》《千金翼方》各三十卷）而又享一百四十二岁之高龄。后世被中国、日本、高丽等尊为药王。他在《千金要方·养性序第一》中说："夫养性者，欲所习以成性，性自为善，不习无不利也。性既自善，内外百病自然不生，祸乱灾害亦无由作，此养性之大经也。善养性者则治未病之病，是其义也。故养性者，不但饵药餐霞，其要在兼于百行。百行周备，虽绝药饵，足以遐年。德行不充，纵服玉液金丹，未能延寿。"所谓"百行周备"，是指人在社会行为中的道德修养，孙思邈认为这是修性养生的头等大事。而且他认为，"百行周备"首先应体现在自己的职业行为之中。他一辈子行医，故他把医德当作他养性的第一要务。他认为"人命至重"，作为一个医者，必须把这一点放在首位，而自己则"无欲无求""志存救济"。这也是他撰写《千金要方》和《千金翼方》的目的。《千金要方·序》说："人命至重，有贵千金。一方济之，德逾于此。故以为名也。"

既曰"人命至重"，那么作为一个医者必须"博极医源，精勤不倦，不得道听途说，而言医道已了"，不学无术，而又"衒耀声名""自矜己德"，那是"医人之膏肓"（《千金要方·大医精诚第二》）。他自己一生于医学勤勤恳恳，兢兢业业，即使是"白首之年，未尝释卷。至于切脉诊候，采药合和，服饵节度，将息避慎，一事长于己者，不远千里，伏膺取决"（《千金要方·序》）。

既曰"志存救济"，因此对任何患者都应"普同一等"，全心全意地为他们着想。他说："凡大医治病，必当安神定志，无欲无求，先发大慈恻隐之心，誓愿普救含灵之苦。若有疾厄来求救者，不得问其贵贱贫富，长幼妍媸，怨亲善友，华夷愚智，普同一等，皆如至亲之想。亦不得瞻前顾后，自虑吉凶，护惜身命。见彼苦恼，若己有之，深心凄怆，勿避险巇、昼夜、寒暑、饥渴、疲劳，一心赴救，无作功夫形迹之心。如此可为苍生大医。反之，则是含灵巨贼！"此乃醒世之警策，喻世之铭言，堪比佛之师子吼，发人深省。"普同一等"岂眼于医者！

显然，孙思邈之所以被后世尊为药王，不仅在于他在中国医学药学方面的精深造诣，百年行医活命无数，更重要的是他对待病人"普同一等"，视病人之苦楚若在己身，面对"患者之'疮痍下痢'，臭秽不可瞻视，人所恶见者，但发惭愧凄怜忧恤之意，不起一念芥蒂之心"。他的平等博大之胸怀，慈爱悲悯之心性，舍己为人之行为，堪为一切从业者之万世师表！

我们之所以从中国传统文化哲理的高度系统阐述涵养道德、陶冶心性与气功修炼的关系，是因为健身气功之修炼，说到底实际上是帮助人（"我"）在这生存时空缩小、文化冲突激化、物质文明高度发达而与之伴生的欲海狂澜潮涌的世界里，保持人的尊严，以健全的心身，在对彼岸辉光的憧憬中，走过真正的人生历程。

在此谨以《黄帝内经·素问·上古天真论》的一段话作结，

"志闲而少欲，心安而不惧，形劳而不倦，德全而不危"，以尽其天年。

第五节　练养兼资，应时择宜

20世纪90年代中期世界卫生组织的全球调查结果表明，对人的健康和寿命来说，起决定作用的是人（"我"）的生活方式和行为（60%）。实际上这是健康追求者的自我抉择。显然，这和民族传统文化以及长期生存的环境有密切的关系。

关于健康的生活方式，《黄帝内经·素问》作了如下概括："食饮有节，起居有常，不妄作劳。"这样，就能"神与形俱，而尽其天年"。这里，食饮关乎人之生死存亡，是人生后天之本。

一、谨调五味，食饮有节

华夏食文化的根本特点就讲究味道。如五味者，甘、辛、咸、酸、苦，分属五脏脾、肺、肾、肝、心。调和五味就是将原初食材固有性味调和醇化（即原食材的内能有序化），提高六腑五脏气化—化气—归精过程的效率，且存于五脏；同时将运化过程产生的糟粕（高熵物质）排出体外，从而强化生命力（提高身心整体系统的自由能）。正如《黄帝内经·素问·六节藏象论》所说："天食人以五气，地食人以五味。""味有所藏，以养五气。气和而生，津液相成，神乃自生。"按五行阴阳理论，应根据四时节气、地脉水文和人体功能状态来调和五味，颐养身心。如《黄帝内经·素问·生气通天论》所说："谨和五味，骨正筋柔，气血以流，腠理以密。"如是则"长有天命"。

隋唐大医孙思邈在《千金要方·食治》中说："安身之本，必资于食……不知食宜者，不足以生存。""食能排邪，而安脏腑，悦神爽志以资气血。如能用食平疴、释情、遣疾者，可谓良工长年饵老之奇法，极养生之术也。"

不仅如此，除了一般意义上的食饮卫生外，他还特别指出："善养性者，当先饥而食，先渴而饮。食欲数而少，不欲顿而多。""常欲令饱中饥，饥中饱耳。""盖饱则伤肺（注：饱则肠胃易胀气，致腹腔压力升高，膈肌运动阻力增加，久则肺功能受损），饿则伤气。咸则伤筋，酢则伤骨。"

更重要的是要以愉悦感恩的心态品尝、享受食饮。故孙思邈强调"尝食，须去烦恼"，且"食上不得语"。

早在春秋时代，孔子就十分重视食饮。《论语·乡党》有言："食不厌精，脍不厌细。"对食材的选择，烹饪技艺、佐料要求都很严，但"惟酒无量，不及乱耳"。他同样要求："食不言，寝不语。"佛家强调："吃饭就是吃食，睡觉就是睡觉。"这是日常生活中定心、养性之妙法。法至简而效宏，要在天天如此，顿顿如此。

目前通过饮食调理，控制、治疗多种非传染性慢病，在美、欧受到普遍重视，发展很快。而在我国，大多数人宁信"好药"，不明白、不讲究食饮养生。炼功者应诫之。

二、"将养其神"，起居有常

如前所述，《淮南子·原道训》把"将养其神"列为养生的首务。而养神最佳的方法就是睡眠，充足的深度睡眠。炼功与睡眠相比，睡眠优先，善养生者称为神补。欲求高品质的睡眠，要素有二。

1. 起居有常。这是在人类进化过程中自然造就的。在农业文明时代，日出而作，日入而息，随四时的变化睡眠时间有所不同。春生夏长，秋收冬藏。春季宜早睡早起，夏季可晚睡早起，秋日当晚睡晚起（秋凉清晨金风侵人），冬季则应早睡晚起。春、夏、秋午间餐后宜小憩，长夏之季尤其需要。一日之间，亥时当歇，炼子午功者，子正后当歇，以免伤肝，丑后往往难以入眠。

2. 孙思邈认为日常生活中应处处注意"抑情养性"，他说，"善摄生者，常少思、少念、少欲、少事、少语、少愁、少怒、少好、少恶……"等，曰"十二少"，这在现实生活中很难做到。人在世上，身不由己，只有一个办法，就是胸怀坦荡，拿得起，放得下，"物至则应，过而舍之""事来则应，过而舍之"；得失随缘，良农不以水旱而不耕（《荀子·劝学》）等。这是日常涵养道德、陶冶心性的结果。

三、适度运动，劳逸结合

华佗曾用"流水不腐，户枢不蠹"之理说适度运动的必要，创《五禽戏》，流传千余年至今。孙思邈则在《千金要方·养性》中说："养性之道常欲小劳，但莫大疲及伤所不能堪耳。"故气功健身宜勤习而忌"苦练"。又说："养性之道，莫久行、久坐、久立、久卧、久视、久听。盖久视伤血，久卧伤气，久立伤骨，久坐伤肉，久行伤筋。"尤其要在行、立、坐、卧中特别注意保护你的脊柱，使它保持中正自然，否则百病丛生，大大降低生存质量，老时悔之晚矣！

四、不妄作劳，适欲以养生

中国传统养生文化历史悠久，传说中的彭祖就是一位养生大家。春秋晚期杨朱是诸子百家里养生家的代表。孟子曾夸张地说："杨朱墨翟之言盈天下，天下之言不归杨，则归墨。"但未见杨朱之著作传世。据考证，《吕氏春秋》中《本生》《重己》《贵生》和《情欲》四篇反映了杨朱的学术思想。杨朱之说最突出之处在于他坦言，人欲是与生俱来的，无可厚非。他说"耳不乐声，目不乐色，口不甘味"，则"与死无择"。故他不主张"寡欲""祛欲"，而倡言"适欲"，适欲以养生。这一点《情欲》篇说得很清楚。

"天生人而使有贪有欲。欲有情，情有节。""故耳之欲五声，目之欲五色，口之欲五味，情也。此三者，贵、贱、愚、智、贤、不肖欲之若一。虽神农、黄帝，其与桀纣同。圣人之所以异者，得其情也，由贵生动，则得其情矣；不由贵生动，则失其情矣。此二者死生存亡之本也。"总之，"圣人之于声色滋味也，利于性则取之，害于性则舍之，此全性之道也"（《本生》）。

《礼记·礼运》也认为："食饮男女，人之大欲存焉。""食色性也。"如果说"食"是人个体生存之必须，那么，"色"（男女两性之爱欲）就是人类作为一个物种繁衍生息的必然。"不妄作劳"指的就是男女性生活，即有度，而度因时而变，更因人而异。

孙思邈亦强调："男不可无女，女不可无男。无女则意动，意动则神劳，神劳则损寿。"（《千金要方·养性》）女性同理。

至于应时择宜，主要是指炼功时间和环境的选择。前者已述于天人合一一节，这里首要的是安全，莫处危地，慎避虚邪贼风，忌雾霾沙尘，烈日暑热。即便在林荫绿地锻炼，亦宜日出之后。因为植物也要呼吸，呼出二氧化碳，吸入氧气，只有在光合作用的过程中才吸收二氧化碳，释放氧气，利于人练功。而只有在太阳升起之后，绿色植物才能进行光合作用。

上述种种，《黄帝内经·灵枢·本神》归纳为三句话："必顺四时而适寒暑，和喜怒而安居处，节阴阳而调刚柔。"顺天时，适地利，处人和，而其核心是自身的道德涵养和心性陶冶。

第四章

健身气功实践指要

国家体育总局健身气功管理中心组织编创健身气功功法时，特别重视功法的历史传承。这固然有弘扬传统文化之义，更重要的是这些功法经千余年，乃至数千年千万人之实践之洗炼，去芜存菁，为其安全性、有效性提供了历史的证明。

回顾20世纪80年代初气功热在华夏大地兴起，至90年代末气功销息，濒临消亡之教训和近十多年来健身气功推广于社会，并日益为大众所接受之经验，作为健身气功之实践者、受益者和研究者，提出以下几点实践要则，与广大气功爱好者、实践者分享、共勉。

第一节　正心诚意，律己持恒

这里，正心指端正、明确人（"我"）学功练功之目的，即健康自己的身心。除此之外，别无他求。乍一看来，这似乎不成问题，其实不然。

20世纪80年代以来的实践告诉我们，当气功普及于大众时，总有一些人（少数）在炼功中会产生一些幻觉，它们往往是人们下意识、潜意识中的一些不可见光的私欲的形形式式的折射、放大。此时，若能正心待之，诚意处之，不予理睬，不为所动，或只当观众不入戏，则幻象、幻影自灭。若见佛、菩萨、神仙乐善之像，或惊妖魔鬼怪恐怖之相，则持心志，勿为所动，或按古人所言，"魔来杀魔，佛来杀佛"，正气凛然，邪不可干。若然，则你的心境、定力必因之增长、提高。

至于潜能的激发，勿拒勿迎，勿惊勿喜；会而不用，啬神宝精，以强自身，切勿追求。

诚意，在此就是认真学，勤于练，乐于行，敏于悟。孔子有言："学而时习之，不亦说乎？"又说："学而不思则罔，思而不学则殆。"如果你真的珍视自己的生命，真的自觉地追求自身的健康，真的经认真思考而选择了气功健身之路，那么，请谨记古人之名训："业精于勤荒于嬉。"而且，从当下做起，而不是从明天开始。正如拉·芳丹寓言所警示：把一切都寄托于明天的人是没有明天的。

另一方面，气功锻炼和做学问、搞科学研究等一样，都必须循序渐进，这是客观规律。即令佛门有圆顿之说，那也是渐进积累而导致的顿悟。故健身气功的修炼要坚持循序渐进，忌躁进，勿追求，莫苦练（困了，先睡后练；饿了，渴了，先食先饮，胃排空后再练等）。而且一定要铭记孟子的告诫："心勿忘，勿助长。"根基扎实，循序渐进，有了深厚的积累，由量变而质变，由渐进而顿悟是必然的。

炼功贵在持之以恒。当今时代，竞争剧烈，生活节奏快，都市环境嘈杂，交通拥堵……和农业文明时代田园风光的宁静悠闲截然不同，要抽出时间来练健身气功，确实不易。但真的抽不出时间来吗？亨廷顿（冷战结束后美国全球战略研究首席科学家）说得好："挤不出时间来锻炼的人，迟早会被挤出时间去生病。"这里，关键是人（"我"）的自律性。这属于人格性要素，但它并非全由天成。坚持每天炼功，越是繁忙，越是坚持高质量地锻炼；加倍认真，高度集中，以更强的毅力，协同心身达于更高度的有序，取得更好的炼功效果。繁忙、杂乱、喧嚣等，正是淬炼"我"自律能力的良机。

炼功的人们，既然你已经选择了通过修炼健身气功来把握自己的健康，做健康的主人，那么，请坚持下去，这是对你自己的尊重。自尊在己不在人！

第二节　法无高低，境界有别

20世纪80年代中后期，正是商品化大潮席卷神州大地之时，气功界热门话题就是"公园气功"已经过时了。于是，"大师"纷纷"入世"，更纷纷出笼"初级功""中级功""高级功"，一步功、二步功、三步功……名目繁多。而审之以实，究之以理，那些"大师"们往往自己也说不清高在哪里。概言之，大多是商业包装，吸引眼球，招徕顾客的招数而已。

他山之石，可以攻玉。试观佛家之禅定（当然，佛家不讲气功），《清净道论》系统地阐述了小乘佛教关于禅定的八重境界，即四禅定（从初禅至四禅），进而"四无色定"（从"空无边"处定到"非想非非想"处定），合称"八等至"。而禅定的方法有

"十遍行"、四梵住等。无论你选择十遍行哪一行入手修炼，并坚持下去，你都能达于初禅、二禅、三禅、四禅之境。尽管修炼健身气功不同于禅修，但法无高低，境界有别的道理是一样的。

至于功法的选择，往往因人而异，因地制宜，且随机缘而定，难以一概而论。

以导引行气类功法为例，静以知身就有不同的境界。始而知立身之处，意念集中于形体动作，规范动作，掌握要领；心诚于中而形于外，足下虚实分明。胯沉稳而平正，劲发于腰且整。动势圆活，意气绵绵若存……进而身心中正自然，周身松静，知骨肉（肌肉）筋膜之相对运动，牵张筋膜，畅通经络以治未病之病。再进一步，知命门、神阙之翕张吞吐，发动先天元气与脾胃水谷之气、胸中大气并而充身，引动真气，循经脉而行。炼功更上一层楼，"恬淡虚无，真气从之；精神内守，病安从来"，形体运动亦臻于"拳无拳，意无意，无意之中有真意"、动静圆融之境。至于如何进一步借调整呼吸引动经脉中真气之运行，则因人而异（个性化）。不同流派、门派各有所长，宜作个性化传授、辅导。健身气功的运营、管理模式亦必须作相应的改变，以适应社会的需求。

第三节　站桩筑基，天地人一气浑元

意念"内省"和站桩筑基是健身气功区别于一般体育锻炼的根本

所在。筑基本意是夯实建造房屋、宫殿、大厦的地基。修炼健身气功之目的在于打造、重塑一个身心健康的"我"，而其根基就是站桩。由站桩入手，则根基扎实，习练健身气功可获事半功倍之效，根基越正、越扎实，效果越好，且上升空间越大，可望达到的境界越高。

现行主流健身气功都有相应的站桩方法和要求，在此仅从天人整体观出发，概述站桩的意蕴和一般原则。

1. 立地通天。足下深根固柢，自下而上。保持脊柱生理弯曲。意念上领百会直上云霄；引天之清扬之气入颅顶至山根，入泥丸，开心窍，悦心意。以无极桩自下而上，锁膝松腰胯，保持脊椎生理曲率，眼、鼻、口、心，逐级自观；关键是心入腹，心肾相交，虚其心而实其腹；天地人（"我"）之气合于丹田。

2. 人之桩式由无极而太极而两仪、而四象之变。变化因功法而异。但中正自然为不变之准则。

3. 提纲挈领，燮理阴阳。腰胯为纲，胯沉、稳、平、正，为基、属阴；而劲发于腰，灵动圆活，属阳为用。颅脑颈项为领，下系脊椎，而双肩、两臂为其约束。均要求松正自然。

4. 站桩过程中，身形之微调，均含阴阳生化之理，具调和阴阳之效。如开胸展肩于前胸，必双胛内收，挤压夹脊于后背；松腰胯于上，必锁膝、坚委中于下；含胸与拔背相成，提肛扣尾闾与竖腰脊敛少腹，前后上下相因等，均系自然而然，非刻意造作。

稽诸典籍，站桩实乃中华文明史上最古老、最朴素的气功功法。《黄帝内经·素问·上古天真论》言及上古之真人时说："提挈天地，把握阴阳，呼吸精气，独立守神，肌肉若一……度百年乃去。"此乃站桩之最高境界。同时它也告诉我们，真人是人不是神仙，他虽不知其生之所来，但能把握、安排此生当去而自去。

第四节　融于生活，乐在其中

在当代社会里，绝大多数人在其一生的大部分时间里都在为争取、拓展、优化自身的生存"空间"而奋斗；为自己家庭的安定、和睦与孩子的前程而奔波劳碌、呕心沥血。特别是随着物质文明的进步，竞争的激化，不安全感愈强，精神压力日增，能够挤出时间来进行健身气功锻炼且不间断，已十分难能可贵，心志可嘉。然而，就炼功本身而言，功夫功夫，本来讲究的就是炼功时间的积累，悟性再高，缺乏时间的积累，进境也是有限的。诚如荀子所言："骐骥一跃，不能十步；驽马十驾，功在不舍。"（《荀子·劝学》）

上节曾论及"涵养道德，陶冶心性是炼功生活化的通衢"，它确实是融炼功于生活的核心之一部分，但并非全部。从"神气形三位一体的生命整体观"出发，融炼功于生活之中之要旨在于"神形相合，气蕴其中"。

一、"行立坐卧，不离这个"

现代白领成年累月置身于办公大厅之一格"斗室"之中，面对大小屏幕，"日理万机"；坐于转椅之上，"周旋各方"。血壅堵于首脑，气积郁于胸中，上实而下虚；食欲不振，聊以快餐（被营养家称为垃圾食品）、冷饮充饥解渴。下班后，饱餐一顿，间或聚二三好友痛饮一番，回到居所，瘫坐于沙发之上，继续"神游"于虚拟情境之中……《公司帝国》（查尔斯·德伯著）曾一针见血地指出，所有员工，包括高层管理人员，在公司所有者眼里都是公司帝国的资源（人力资源），均以其作为工具的价值，决定其存在的价值而定其位（升、降、沉、浮、留、去等）。一位IBM公司的高级技术管理人员曾对我说过，他感到在公司顶层的眼中他就是一个符号。回到家里，儿女绕膝，才唤回了他作为人的感觉。正是家庭的存在，使他感到了人间的实在，生命的实在。长期生活在这种情境之中，现代社会物质文明病（包括非传染性慢病和各种精神卫生问题等）之流行是必然的。要改变这种状态，只能靠自己。

对于炼功者来说，最便捷、最有效的途径，就是把炼功时对身形各部的要求贯彻于日常工作、生活之中去。对于当代白领的健康来说，日常行为中最重要的无疑是端正坐姿。宜采用道家四心落地坐式，取其自然之意，双足平开，与肩等宽（足内侧），踵、趾踩实，意念入地。至踝而膝而髋逐节放松，小腿近于垂直。胯平正下沉，尾闾贴椅背，腰放松而安坐。腰椎微前凸，保持生理弯曲。知胸椎松背肋；沉肩、松肩、竖项，百会上领，意念中气通于天。意念回收，似引天河之水入昆仑之巅而流注全身，展眉，意自山根直入泥丸，开心窍以自悦，眸蕴笑意，落腮微笑；眼观鼻，鼻观口，合齿收下颌，松舌根，松咽喉，满口生津，自然下咽；口观心，松胸骨，展肩开胸，胸肋放松，两肩隅外延。进而"心入腹"，自中脘、神阙、气海至关元，至耻骨、腹股沟，少腹微收。同时上自颈椎逐节放松，注意保持颈椎生理弯曲；拔背含胸，意中逐节双向抻拉椎体，保持胸椎中正竖直，顺势竖腰脊，命门微鼓，与神阙吞吐相应和，以虚其心而实其腹，意气顺势下行，知髋、知膝、知踝、知踵与十趾，意念自涌泉入于地。静坐3~5分钟后，进入工作状态。工作时，重点关注腰胯松正，保持腰椎生理弯曲；尽可能松肩、坠肘、坐腕，十指灵动。工作间歇时，颈椎绕纵轴左右回头，目光交汇于后方；绕额状轴俯仰，至极限位置，驻3~5秒；再绕矢状轴左右弯曲，至极限位置，注意下颌回收。关键在于头颈转动时，双肩锁定不动，以强化相关肌骨筋膜之牵张，促进相关组织间质液的流动，排除代谢产物。此时必要的辅助设备是一张按生物力学原理（或人体工学）设计、制作的坐椅和一双平底布鞋。

至于立，按站桩之要求即可。不论无极桩、太极桩，皆不必强调屈膝，自然而立即可。意念6~7分守于内，3~4分留于外，注意安全，莫处危地。

当前西方和国内均流行"迈开腿，管住嘴"，以保持身体匀称。但练功者之步行，目的不在于借有氧运动以燃烧体内多余之脂肪，因而不追求步频、步幅、快速，而是安步当车，脚踏实地，疏通经脉，和畅气血，促进脾胃运化。故步履从容，腰胯放松，提膝落地意在踵，呼吸自然，心意悠然，松肩、虚腋，肘、腕放松。当然，还要有一双好鞋，跟脚、护踝且足底应力分布比较均匀而舒适。

至于卧姿，古人大多主张侧卧，所谓卧如弓，以卧佛之姿最合炼功之理，婴儿亦宜侧卧。仰卧的好处是利于全身放松，但若有痰饮、喘息等问题者则不宜仰卧。不论哪种卧姿，一个符合人体工学要求的枕头和刚度较大又有弹性的床垫是必要的物质条件。但忌俯卧，《礼记·曲礼》早就告诫："卧勿伏。"

坐、立、行、卧，事虽小，若能以炼功对身形各部的要求规范自己，日积月累，由必然而自然，其效必宏。身体力行，持之以恒，功在不舍！

二、健康身心为成人，自立自强生之本

修炼气功为的是做一个身心健康的人。天人整体观告诉我们，人既依存于自然，又隶属于社会。人类的本质在于人的社会存在之中。

2300余年前，庄子就说过："天地与我并生，而万物与我为一。""人与天地并存而不卑，与万物共处而不亢。"（《庄子·齐物论》）提出了人类应与自然万物和谐共处的思想。而自农业文明至工业文明时代，人们所热衷的一直是"向自然索取"，甚至欲从人类对自然的极其有限的认知出发，试图"征服自然"。结果是20世纪后50年代以后，人类生存环境急剧恶化，引发了全球变化（Global Change），严重威胁到人的类生存，有识之士才幡然醒悟，大力倡导人类与自然和谐共处。然而，地球系统是一个高度非线性的复杂巨系统，人类的力量与之相比实在是渺小得很。也许正因为其渺小，可能还有希望。也许更新了的人类能实现庄子2300余年前的理想——"独与天地精神往来"。

回到现实之中，当今时代物质文明高度发达，而竞争日趋剧烈。

尽管人们大力宣传公正、平等、博爱等美好的理念，但切勿指望它们会特别眷顾于你。早在2400余年前，墨子就告诫人们"人各自食其力""赖其力者生，不赖其力者不生"。

儒家之修身面向社会，要求有志者通过修身能达于"权利不能倾，群众不能移，天下不能荡"之定境。进而，"能定而后能应，能应能定，夫是谓之成人"（《荀子·劝学》）。

显然，能通过修身（炼功）达于能定能应者（成人者），不仅是能"赖其力而生"之健者，而且是具有"自力更生"精神的强者，更是明道之德、顺天之理而自强不息的达者。

然而，"我们生活在一个包装决定一切的年代""内在美在美貌面前的弱势只能说明这样一种事实，它仅仅根据最表面的特征进行价值的判断和取舍，而没有耐心深入到事物的核心"（N. 弗莱迪《美貌的诱惑》）。

面对这一现实，人们欲保持自力更生的精神，不随波逐流而为欲海大潮吞没，有两点须特别重视。

其一，是区分虚荣和自尊。虚荣者时刻在意的是"别人会怎么看？""别人怎么想？""别人怎么说？"……把衡量自身行为价值之"权"（秤砣）交到了别人手里。而真正的自尊者必自信，他把衡量自己言行价值之权掌握在自己的手里，而不在乎他人之议论或……

其二，是戒除甜蜜的诱惑，这一点大洋彼岸（美国医学心理学会）早已提醒。我们不是禁欲主义者，但当以先秦养生家的准则来对待一切甜蜜的诱惑，即凡利于生者则取之，享之；而害于生者则戒之、弃之。质言之：戒瘾癖。

三、一分耕耘，一分收获，功到自然成

老年人习练健身气功往往有一丝疑虑："我老了，行吗？"其实这是不必要的。年老气血不及青壮年，但也有自己的优势。正如《列子·天瑞》所言，"其在老耄，则欲虑柔焉休将休焉物莫先焉……方于少壮，间矣"，同时指出，"其在少壮，则血气飘溢，欲虑充起；物所攻焉……"可见，少壮之年炼功，气血充盈固然故为其优势，但若心意不能定，"气一则动志"，致"血气飘溢，欲虑充起"，易招物之所攻、所诱，此为炼功之大碍。所以，老年炼功比之于少壮，有所不及，也有其优势。故曰"间矣"。明此，老年之人应充满信心，一其心，专其意，循序渐进，日进精进，益寿延年，高质量地安享晚景，尽其天年。

病患之人亦然，比之于老年人，更增一分祛病康复之动力。但须戒躁，更应谨记"心勿忘""勿助长"之诫。

这里，20世纪80~90年代气功流行时的一些教训应当记取。不少身患癌症、被"判"死刑的人，因坚持练气功不仅功能状态大幅好转，甚至病灶消失，指标恢复正常。这些患者多数正值中年，欣喜之余，回归工作岗位，努力工作，心期夺回失去的时间，结果在半年至一年之间，癌症突然转移复发，相继谢世。前事不忘，后事之师，宜深思、谨记。

少壮或壮年之人炼功，除了重任在肩（己之成功、家庭责任、社

会公责等）、世务繁忙外，"欲虑充起"易内致"血气飘溢"外招"物所攻焉"。若能"一于心，专于意"，且能在日常生活中涵养道德，陶冶心性，持志守恒等方面多下功夫，则所有的不利因素，皆可转化为炼功精进之良药。不仅在世间实现自我，而且功夫精进、日日进。在此期间，切忌患得患失，如荀子所诫"一前一后，一左一右，则六骥不致"，而不畏崎岖，"跬步不休，跛鳖千里"。

荀子有一句名言："良农不以水旱而不耕。"（《荀子·劝学》）作为一位农夫，若春来播种时就虑及此年可能遇到的旱涝，而在得失之间首鼠两端，徘徊不定，必误农时而错失良机。金秋来临之际，只能面对满目莠草之荒野，"空悲切"。真正的农夫则不然，心无得失之念，春来即时播种，长夏不避烈日，勤于耕耘，旱来抗旱，水多防涝，金秋之际，面对的是金色的田野。食无忧，而心怡宁。治学、治事、炼功也是一样。

四、尽人之本分，养包容之心

何谓人之本分？人依存于自然，如庄子所言"天地与我并生，而万物与我为一"。人之生离不开物之养，应顺物之性而尽其用，莫逞一己之欲而暴殄天物。故曰"俭养德"。

人隶属于社会，当尽人社会之责，齐家、治事、待人、处世……其中待人是核心。如《礼记·曲礼》中指出，待人之第一要旨就是"毋不敬"。敬的内涵是多方面的，就社会活动而言，首先要敬于事、敬于业，这就是孙思邈所说的"百行周备"。北宋理学家程颐也说："有事，敬在事上；无事，敬在心上。"（《定性书》）显然，这就是融炼功于生活。在待人接物上，"敬"不仅表现于礼仪，更重要的在于内涵——对人之尊重。每一个人所做的事，自己均应自认为分所当为；但对别人为你所做的事，自己都应心存感激，而切不可认为是他人对你应尽之责。自尊存在于对他人的尊重之中，存在于对他人劳动的尊重之中。切勿以人赖以维生之职业，妄定其人格之高低。马克思说过："世界上没有卑贱的职业，只有卑贱的人。"

人贵有自知之明，尤其要知己之所短，知己所作、所为、所言之错失，并及时当面认错致歉而改正之。这才是孔子所言"遇而改之，善莫大焉"之义。

不仅如此，为人于世，当明辨是非，刚正不阿。如《礼记·曲礼》所言，"爱而知其恶，憎而知其善"。于己则"临财毋苟得，临难毋苟免"。"很（注：争）毋求胜（注：为明理也），分毋求多，疑事毋质（注：探讨而非质问），直而勿有（注：直陈之而听彼自择、自决）"。这里，后两句之要在于：勿越位。

还不仅仅如此，老子曰："天地不仁，以万物为刍狗。"（《道德经·第5章》）王弼释之曰："天地任自然，无为无造，万物自相治理，故不仁也。"人类，人类社会也是自然之产物。故人间之万状，人生之百态，都是道自然而衍生之万象，其间之关联、缘起、因果……不可尽言。一言而蔽之，这就是世界，这就是人间，不是哪一位圣人、明主所能解决的。庄子说得好，"不务生所无以为""不务命之无奈何"，只能养我之心而包容之，达于老子所言"知常容，容乃公"之境（《道德经·第16章》）。

乐山大佛园中弥勒园里弥勒佛像两侧有副对联，曰："开口常笑，笑世上一切可笑之人；大肚能容，容天下所有难容之事。"此笑乃悲悯之笑，而所容皆自然之容。故善养己之包容之心，非为人、容人、容物也，修己之德也。凡事不烦心，身心泰定，乐在其中。

在此，谨引《荀子·劝学》的一段话作为导论之结语，他说："积土成山，风雨兴焉；积水成渊，蛟龙生焉；积善成德，而神明自得，圣心备焉。故不积跬步，无以至千里；不积小流，无以成江海。骐骥一跃，不能十步；驽马十驾，功在不舍。锲而舍之，朽木不折；锲而不舍，金石可镂。蚓无爪牙之利，筋骨之强，而上食埃土，下饮黄泉，用心一也；蟹六跪而二螯，非蛇鳝之穴无可寄托者，用心躁也。是故无冥冥之志者，无昭昭之明；无惛惛之事者，无赫赫之功。"无论是治学、从事，还是修炼身心，这段话都是我们的座右铭。愿与天下练功者共勉之！

致 谢

在写作过程中，常与杨柏龙教授、崔永胜博士研讨切磋，并与石爱桥教授、虞定海教授等交流。晁胜杰老师帮我检索古籍及古文字的释义；亦曾与王震博士讨论过三焦等问题，特别是刘晓蕾博士在百忙中帮我打印全部文稿，数易其稿而不言烦，并提出了很多有益的建议，在此一并致谢。

当然，此稿之完成，端赖国家体育总局健身气功管理中心主任常建平先生的长期支持和耐心等待，在此顺致敬意。

陶祖莱

2017年7月6日